药学类 专业实验教学指导丛书

天然药物化学 实验指导

主　编　王天玲

参　编　张启立　文董娃

重庆大学出版社

内 容 提 要

本书为药学类专业《天然药物化学》《中药化学实用技术》教材的配套实验用书,其内容服务于药学类专业人才培养目标,同时与药师和执业药师岗位需求相结合。本书在明确实验基础知识的前提下,共设计10个实验项目,重在天然药物主要类型化学成分提取分离和鉴定检识的基本操作技术,将实验预习、实验准备、实验过程及实验报告融为一体,附录包括常用试剂的配制、实验教学大纲和考试大纲、操作标准及评价体系等。

本书适用于药学、中药学、药品生产技术、药品质量与安全、中草药栽培技术及相关专业天然药物化学、中药化学等课程实验教学。

图书在版编目(CIP)数据

天然药物化学实验指导 / 王天玲主编. -- 重庆：
重庆大学出版社,2022.7
(药学类专业实验教学指导丛书)
ISBN 978-7-5689-3397-1

Ⅰ.①天… Ⅱ.①王… Ⅲ.①生药学—药物化学—化学实验—医学院校—教学参考资料 Ⅳ.①R284-33

中国版本图书馆 CIP 数据核字(2022)第 112775 号

天然药物化学实验指导

主编 王天玲
特约编辑:兰明娟
责任编辑:范 琪 版式设计:范 琪
责任校对:关德强 责任印制:张 策

*

重庆大学出版社出版发行
出版人:饶帮华
社址:重庆市沙坪坝区大学城西路21号
邮编:401331
电话:(023) 88617190 88617185(中小学)
传真:(023) 88617186 88617166
网址:http://www.cqup.com.cn
邮箱:fxk@ cqup.com.cn (营销中心)
全国新华书店经销
重庆华林天美印务有限公司印刷

*

开本:787mm×1092mm 1/16 印张:9 字数:227 千
2022 年 7 月第 1 版 2022 年 7 月第 1 次印刷
印数:1—4 000
ISBN 978-7-5689-3397-1 定价:29.00 元

药学类专业实验教学指导丛书
编写说明

　　"药学类专业实验教学指导丛书"坚持现代职业教育改革方向,体现高等职业教育特色,以技能训练为主线,以岗位需求为导向,以学生就业创业能力培养为核心,依据最新修订的药学专业人才培养方案、专业核心课程的课程标准、实验大纲、考试大纲,结合全国高职高专药学类专业教材及实验教学的现状与发展需求,组织相关教师悉心编写而成。

　　本套教材共8册,主要供药学类相关专业实验教学、技能训练使用,力求优化专业实验教学全过程,努力提高技能水平。重点突出以下特点:

　　1. 适应发展需求,体现专业特色。考虑药学行业对技术技能型人才的需求,结合职业教育快速发展的实践经验,编写内容注重培养学生的专业技能、科学素质和职业能力,帮助学生培养创新思维,提高创新能力、实践能力和解决问题的能力,充分调动学生学习的主动性、积极性,训练学生的实践设计能力、实际操作能力、分析判断能力和团结协作能力,突出专业特色。

　　2. 精选实验项目,理论联系实际。紧扣课程标准及最新版规划教材,围绕实验大纲和考试大纲,总结实验教学经验,精选实验项目和实验内容,理论联系实际,具有很强的可操作性。

　　3. 加强学习指导,优化实验过程。实验指导包括实验准备(预习指导、实验预试、用品准备等)、实验指导(仪器用品选择、操作指导、记录指导)、实验整理(用品整理、实验小结、完成报告)、实验评价(实验技能测试评价、实验报告评价、实验考核)等,力求实现理实一体化。

　　4. 设计表格模块,创新编写形式。在保持实验主体内容的基础上,表格化设计了"实验预习、预试""实验用品准备""实验过程(内容、操作、记录)"等模块,并附有实验报告,强化实验全程的指导和引领,帮助学生理清思路,体现"做中教,做中学"的现代职业教育理念,有"会操作、能思考、善总结"的职业风范,提高学生分析和解决问题的能力。

　　5. 对接技能大赛,规范操作技能。结合课程技能操作要求,各实验指导附有综合实训技能测试与评价(或中药传统技能竞赛方案),既可作为学生基本技能训练的操作指南,规范操作,提高能力,增强岗位竞争力,又可作为测试标准,用于评价技能水平。

　　本实验指导丛书编写过程中参阅并引用了部分教材、有关著作和大量实践资料,从中借鉴了许多有益的内容,在此向原作者及出版社深表敬意和感谢! 同时,有关药学部门、药品生产企业及大专院校同人提出了宝贵意见和建议,全体编者以高度负责、严谨认真的态度为编写工作付出了大量心血,药学教学部领导及药学教研室对编写工作的顺利进行给予了大力支持,在此一并表示衷心感谢! 在今后的教学使用过程中,欢迎师生提出宝贵意见和建议,以便及时更正并修改完善。

甘肃中医药大学定西校区
药学教研室

前 言

  《天然药物化学实验指导》为药学类专业实验教学指导丛书之一,依据天然药物化学课程标准、实验大纲、考试大纲及实验教学的实际需要和发展编写而成,供相关专业天然药物化学、中药化学课程实验教学选择使用。

  本书在明确实验基础知识的前提下,选择 10 个实验项目,突出天然药物主要类型化学成分提取分离和鉴定检识的基本操作技术,强化实验指导,强调实验操作过程。同时,表格化设计了"实验预习、预试""实验用品准备""实验过程(内容、操作、记录)"等模块,并附有实验报告,强化实验全程的指导与引领,帮助学生理清思路,优化实验教学全过程,努力提高学生分析和解决问题的能力。附录中的"天然药物化学实训技能测试与评价"涉及天然药物化学成分提取分离及鉴定检识等主要操作技能的测试标准与评价体系,可作为学生基本技能训练的操作指南,也可作为技能考核与技能比赛的评定标准。为了使用和实验操作的方便,还附有常用溶剂的性质、配制等内容,供教学参考使用。另外,天然药物化学实验耗时一般较长,所列实验项目可根据实验条件和学时选择开设,还应做好实验内容在时间上的套用计划。

  本书的不足之处,敬请各位同行、师生批评指证,以期进一步修改完善。

编　者

2022 年 2 月

目 录

实验基础知识

天然药物化学是一门实践性很强的学科,是药学的重要组成部分。实验教学着力于培养学生的动手能力,观察、分析和解决问题的能力,其任务是为学生从事天然药物化学成分的提取、分离和检识等方面打下坚实的基础。为了将理论和实践很好地结合,保证天然药物化学实验安全、顺利、有序地进行,首先必须了解与天然药物化学实验相关的一些基础知识。

一、实验室规则

①天然药物化学实验室所用的溶剂、药品很多是易燃、易爆、有毒、有腐蚀性、有刺激性的物质,且实验操作又常在加热或减压情况下进行,需用各种电源、电器及其他仪器,操作不慎会造成火灾、爆炸、中毒、触电、漏水等事故。因此,必须遵守实验室各项制度,严格遵守操作规程,听从教师指导,维护实验室安全,如发生事故应立即采取措施并报告教师。

②实验前应做好预习,明确实验目的、要求、操作步骤、方法和基本原理,做好计划,在不清楚实验目的及操作步骤之前,切勿开始做任何实验。

③实验前应检查仪器、装置是否合格,公用仪器和试剂应在指定地点使用,并保持清洁,不能任意挪动。

④进入实验室必须穿工作服,实验过程中不能擅自离开,认真做好实验记录,实验室内应保持安静,严禁明火、饮食及吸烟,不做与实验无关的事情。

⑤实验时要做到整齐、清洁,保持桌面、仪器、水槽、地面清洁。药渣以及纸屑等固体废弃物不能投入水槽(投入垃圾箱),易污染环境的废弃液倒入废液缸,有毒、易燃、易挥发的废弃液倒入指定的有盖废液瓶中,一般废弃液冲入下水道。

⑥实验过程中要节约水、电、药品,爱护仪器,若有仪器损坏应填写报损单,注明原因,由指导教师按规定处理。

⑦实验完毕,及时切断电源,将所用仪器、设备洗涤或擦拭干净,清点数目,摆放整齐。提取纯化产品包好,贴上标签,交给指导教师,并将实验原始记录或实验报告交指导教师检查签字后方能离开实验室。值日生应负责整理公用试剂台,打扫实验室卫生,清除垃圾,关闭水、电、门、窗,待检查合格后即可离开。

二、实验室安全守则

在天然药物化学实验中,常使用甲醇、乙醇、乙醚、石油醚等易挥发、易燃、有毒的有机溶剂及易碎的玻璃仪器,操作不慎容易发生事故。常见事故有"火灾""爆炸""外伤""中毒"等,为防止事故发生,必须随时注意以下几点:

①在使用或存放易燃、易挥发的有机溶剂时,必须远离明火,万一有机溶剂着火,应立即用棉布或其他物品盖住,使之隔绝空气而熄灭。

②不得在烘箱内干燥带有有机溶剂的仪器和物品。

③回流或蒸馏易燃有机溶剂时,瓶内液量不超出2/3,不能使用明火加热,应根据情况选用水浴、油浴或沙浴,加热前要在溶液内放入沸石,防止爆沸,但在加热中途不得加入沸石或活性炭,否则也会爆沸。

④实验开始前应检查仪器是否完整无损,装置是否正规;回流、蒸馏时,冷凝水是否通畅,装置各接口是否漏气;若在常压下进行回流或蒸馏,装置必须与大气相通,不能密闭。

⑤使用电器设备(如电烘箱、电冰箱、真空泵等)及各种分析仪器时一定要弄清电路及操作规程,不懂就问,切勿自作主张。

⑥卤代甲苯、苯、苯胺、甲醇、二硫化碳、汞、铅等均为有毒或剧毒药品,中毒途径一般为消化道、呼吸道及皮肤吸收,因此在取用时,应保持良好的通风状况,注意不要洒在外面,切不可随意乱倒。

⑦实验室一旦发生火灾事故,应保持镇静,切勿惊慌失措,并立即采取各种相应措施,减少事故损失。首先要立即断绝火源(如电源等),并移开周围的易燃物质。少量溶剂(几毫升)着火可任其烧完;小口容器内溶剂着火可用石棉网或湿布盖熄;小火可用湿布或黄沙盖熄;火较大时应根据情况采用泡沫灭火器、四氯化碳灭火器或二氧化碳灭火器。无论何种灭火器,皆应从火的四周开始向中心扑灭。油浴或有机溶剂着火时绝不可用水浇,否则会使火势蔓延。若衣服着火,切勿奔跑,赶快脱下衣服或用厚的外衣包裹致熄。较严重者应躺在地上(以免火焰烧向头部)用防火毯紧包致熄,或用水冲淋。

三、实验目的

①理论联系实际,验证理论,丰富学生的感性知识,巩固和扩充天然药物化学基本理论知识。

②熟悉天然药物化学实验的一般知识,熟练掌握天然药物化学的基本实验操作,培养学生的实验动手能力。

③学会常用天然药物化学实验装置的安装与操作。熟练掌握天然药物主要类型化学成分的提取、分离和精制的操作技术(包括浸渍、渗漉、煎煮、回流、连续回流提取,液-液萃取、结晶、柱色谱等分离方法)。

④学会利用各类化学成分的典型反应进行检识;学会利用薄层色谱法、纸色谱法初步检识天然药物化学成分。

⑤培养学生正确观察实验现象、准确测量和记录实验数据,正确分析和评价实验结果,科学表达实验结论,规范完成实验报告。

⑥具有一定的利用天然药物化学基本知识解决实际问题的能力。

⑦以科学的态度和作风进行实验,掌握实验室常见问题的处理方法,逐步形成态度认真、实事求是、学风严谨的良好素质。

四、实验流程

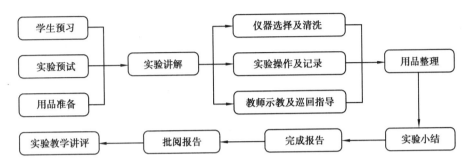

1.实验准备

(1)学生预习,完成预习报告:根据预习要求阅读实验内容,明确实验目标与任务、原理、用品(学生准备、教师准备)、操作步骤,了解实验操作注意事项,做到实验前心中有数。根据实验需要,了解与实验内容相关的药材来源和功效,所含化学成分的结构、性质,提取分离、检识的方法及实验过程中的注意事项等。

每个学生都应有专用的实验预习记录本。在充分预习的基础上完成预习报告,包括实验目标与任务,实验原理,实验步骤(用简洁的文字、符号或流程图表示),所用仪器、试剂或药品规格及用量,提出实验内容中不易理解的问题,指出操作中应特别注意的事项,做好实验计划。

(2)实验预试:实验教师或实验教师与学生一起进行预实验,摸清实验条件及程序,保证实验教学任务的完成。

(3)用品准备:包括药品、试剂、器材等。

2.实验指导

实验指导包括指导预习、实验前讲解、实验过程中巡回指导、引导进行实验小结、指导完成报告及讲评等。

(1)指导预习:提出预习要求、给出预习题目、指导学生进行预习。

(2)实验前讲解:为了保证实验顺利进行,实验操作前,指导教师检查学生对本次实验内容的预习情况,对实验目标与任务、要求、原理、操作注意事项等进行讲解、示教,学生可补充完善自己的预习报告,进一步明确实验目标与任务、操作步骤及注意事项。

(3)指导仪器的选择与清洗:天然药物化学实验中常用的玻璃仪器及其他器材,容量大小及用途不一,可根据需要指导学生合理选择。

(4)实验过程中巡回指导:指导教师及时发现问题、解决问题,指导学生密切配合、正确操作、认真观察、及时记录。

天然药物化学实验时间长且操作多,实验前应做好有关实验内容在时间上的套用计划,同组同学要相互配合,尽量做到实验紧凑有序。实验过程应严格按操作规程和预定步骤进行,规范操作,仔细观察,积极思考,及时记录。实验记录是分析讨论、完成报告的原始资料,不能随便涂改或事后回忆补写,更不得凭空捏造。要将实验操作过程中的现象如实、详细、及时地记录,便于分析、总结和讨论。

3. 实验整理

（1）用品整理：清洗仪器，物归原处。

（2）实验小结：实验结束后认真总结，分析实验现象，整理有关数据和资料，得出结论。提取、分离和精制实验要计算产率并比较产品的性状特征；检识实验要通过实验现象、结果，与对照品比较，进行综合分析。对于实验中出现的问题及异常情况要加以讨论分析，寻找原因，并提出实验改进意见和建议。

（3）完成报告：在总结整理的基础上撰写规范、准确、完整的实验报告。要求字迹端正，图表清楚，叙述有条理，尽量做到既有实验现象又有说明和解释；既有实验数据又有分析和结论；既有成败的经验教训又有自己的实验体会、意见和建议等。实验报告的格式可根据实验内容合理设计、适当调整（各实验项目后附实验报告）。

4. 实验评价

实验评价包括实验技能测试评价、实验报告评价、实验考核等。

实验技能测试应根据具体的实验项目，确定测试标准与评价体系，并将此标准贯穿实验教学全过程，强化操作训练，达到操作规范，促进操作技能达标。

任课教师应及时、认真评阅实验报告，并予以评价（肯定成绩、指出不足等），写出评语，按有关规定综合评定成绩。及时将评价结果反馈给学生，以便学生在下次实验中做得更好。

实验考核应根据天然药物化学实验基本操作技能，确定考核标准及评价体系，在学生掌握了一定的理论基础和操作技能后，侧重考核学生理论联系实际的能力和实验操作技能。可采取抽签选题的方式，按考核项目要求进行。当场评分并公布考核结果。

五、天然药物化学常用实验操作技术

（一）浸渍法

1. 冷浸法　取药材粗粉，置适宜容器中，加入一定量的溶剂如水、酸水、碱水或稀醇等，密闭，时时搅拌或振摇，室温条件下浸渍 1 ~ 2 天或规定时间，使有效成分浸出，滤过。药材再加入适量溶剂浸泡 2 ~ 3 次，使有效成分大部分浸出。然后将药渣充分压榨、滤过，合并滤液，经浓缩后可得提取物。

2. 温浸法　具体操作与冷浸法基本相同，但温浸法的浸渍温度一般为 40 ~ 60 ℃，浸渍时间虽短，却能浸出较多的有效成分。由于温度较高，浸出液冷却后放置贮存常析出沉淀，为保证质量，需滤去沉淀后再浓缩。

（二）渗漉法

1. 渗漉装置　常用的渗漉提取装置如图 1 所示。渗漉筒一般为圆柱形或圆锥形，筒的长度为直径的 2 ~ 4 倍。渗漉提取膨胀性不大的药材时用圆柱形渗漉筒；圆锥形渗漉筒则用于膨胀性大的药材渗漉提取。

2. 操作方法　将药材粗粉放在有盖容器内，再加入药材粗粉量的 60% ~ 70% 浸出溶剂均匀湿润后，密闭，放置 15 min 至数小时，使药材充分膨胀后备用。另取脱脂棉一团，用浸出液润湿后，铺垫在渗漉筒底部，然后将已湿润膨胀的药材粗粉分次装入渗漉筒中，每次装药后均须摊匀压平。松紧程度视药材质地及浸出溶剂而定，若为含水量较多的溶剂宜压松些，含醇量高的溶剂则可压紧一些。药粉装完后，用滤纸或纱

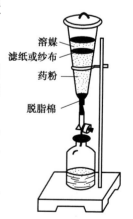

溶媒
滤纸或纱布
药粉

脱脂棉

图 1　渗漉提取装置

布将药材面覆盖,并加一些玻璃珠或碎瓷片等重物,以防加入溶剂时药粉被冲浮起来。然后向渗漉筒中缓缓加入溶剂,注意应先打开渗漉筒下方浸液出口活塞,以排除筒内空气,待溶液自下口流出时关闭活塞。流出的溶剂应再倒回筒内,并继续添加溶剂至高出药粉表面数厘米,加盖放置 24 ~ 48 h,使溶剂充分渗透扩散。开始渗漉时,漉液流出速度如以 1 000 g 药粉计算,每分钟流出 1 ~ 3 mL 或 3 ~ 5 mL 为宜。渗漉过程中需随时补充新溶剂,使药材中有效成分充分浸出。药材粉末与渗漉溶剂的用量比例一般为 1 : 8 ~ 1 : 4。

3. 注意事项

①供渗漉用的药材粉末不能太细,以免堵塞药粉颗粒间孔隙,妨碍溶剂通过。一般大量渗漉时药材切成薄片或 0.5 cm 左右的小段;小量渗漉时粉碎成粗粉。若粉碎时残留的细粉较多,应待粗粉充分湿润后将其拌入一起装筒,这样可避免堵塞渗漉筒。

②药粉装筒前一定要先放入有盖容器中用溶剂湿润,且经放置一定时间使药粉充分湿润膨胀,以免在渗漉筒中膨胀后造成堵塞,或膨胀不均匀造成浸出不完全。

③装筒时,药粉的松紧及使用压力是否均匀对浸出效果影响很大。药粉装得过紧会使出口堵塞,溶剂不易通过,无法进行渗漉;药粉装得过松,溶剂很快流过药粉,造成浸出不完全,消耗溶剂量多。因此,装筒时要分次一层一层地装,每装一层,要用木槌均匀压平,不能过松或过紧。

④渗漉筒中药粉量不宜装得过多,一般为渗漉筒容积的 2/3,留有一定的空间以存放溶剂,可连续渗漉和便于操作。

⑤药粉填装好后应先打开渗漉筒下口活塞,再添加溶剂,否则会因加溶剂产生气泡,冲动粉柱而影响浸出。渗漉过程中,溶剂必须保持高出药面,否则渗漉筒内药粉干涸开裂,再加入溶剂时则会从裂隙间流过而影响浸出。若采用连续渗漉装置则可避免此现象发生。

(三)煎煮法

取药材饮片或粗粉,置于适当容器(勿用铁器)中,加水浸没药材,充分浸泡后加热煎煮,待药液沸腾后继续保持微沸一定时间,然后滤过得水煎液。药渣再加适量水,重复操作数次至水煎液味淡薄为止。合并各次水煎液,浓缩即得提取物。一般需煎煮 2 ~ 3 次,煎煮时间可根据药材的量及质地而定。对量少松质且轻薄的药材,第一次可煮沸 20 ~ 30 min,而量多或质地坚硬时,第一次煎煮 1 ~ 2 h,第二、三次煎煮时间可酌减。

(四)回流提取法

将药材粗粉装入圆底烧瓶内,添加溶剂使浸过药面 1 ~ 2 cm,烧瓶内药材及溶剂的总量一般不超过烧瓶容积的 1/2 ~ 2/3。烧瓶上方接通冷凝管,置水浴中加热回流一定时间,滤出提取液,药渣再添加新溶剂回流提取。一般需提取 3 次,合并提取液,如图 2 所示。

(五)连续提取法

1. 连续提取装置 在实验室中,常用脂肪油提取器(索氏提取器)分三部分:上部是冷凝管,中部是带有虹吸管的提取筒,下部为圆底烧瓶。三部分通过磨口严密连接,如图 3 所示。

2. 连续提取法操作 先将研细的药材粉末装入滤纸筒中,轻轻压实,盖以滤纸或少量脱脂棉,然后放入提取筒中,再将提取筒下端和盛有适量提取溶剂的烧瓶连接,上端接上冷凝管。安装完毕后,水浴加热,当溶剂沸腾时,蒸气通过提取筒旁侧的玻璃管上升到达冷凝管,被冷凝成为液体后,滴入提取筒,当筒中液体的液面超过虹吸管最高处时,由于虹吸作用,提取液自动全部流入烧瓶,烧瓶内的溶液再受热气化上升,而被溶出的中药成分因不能气化而留在烧瓶,如此循环提取,直至药材中的可溶性成分大部分提出为止,一般需要数小时才能完成。

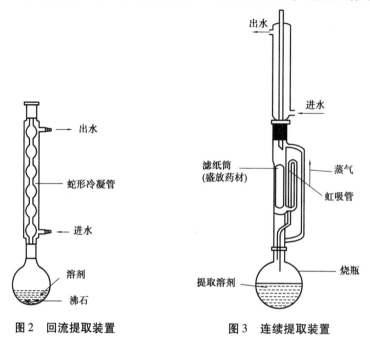

图2　回流提取装置　　　　　图3　连续提取装置

若试样量少,可用简易半微量提取器把被提取中药粗粉放入折叠滤纸中,此装置操作方便,提取效果较好。

3.注意事项

①滤纸筒可用定性滤纸捆扎而成。滤纸筒高度以超过索氏提取器虹吸管1~2 cm为宜。滤纸筒内径应小于索氏提取器的提取筒内径。

②药材粉末的装入量不宜过多,放入提取筒内后,药面应低于虹吸管,并应注意不要把药粉流出滤纸筒外,以防堵塞虹吸管。

③加热前,应在烧瓶内加入止爆剂,注意事项同蒸馏法。

（六）蒸馏法

蒸馏法是指在密闭容器内将提取液加热,使溶剂气化而被回收,以减小提取液体积并增大其浓度的方法。蒸馏法特点是溶剂可再利用,降低工业生产成本,而且可减少有机溶剂蒸气对操作人员的危害和环境的污染。根据提取液中有效成分的热稳定性不同,可选用常压蒸馏或减压蒸馏。

1.常压蒸馏　指在常温常压条件下用蒸馏法加热回收溶剂的方法。其装置可分为加热气化部分、冷凝部分和接收部分,装置如图4所示。

2.减压蒸馏　指在减压条件下,使提取液在较低温度状态下蒸馏的方法。此法是利用液体沸点随压力的降低而降低的特性,经过减压,在较低温度状态下,高沸点的溶剂可沸腾气化,达到既可保护有效成分不被破坏又可浓缩的目的。此法具有温度低、速度快和效率高的特点,适用于有效成分不耐热提取液的浓缩。其装置可分为加热气化部分、冷凝部分、接收部分和减压装置部分,如图5所示。

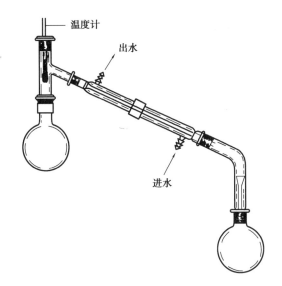

图 4　常压蒸馏装置

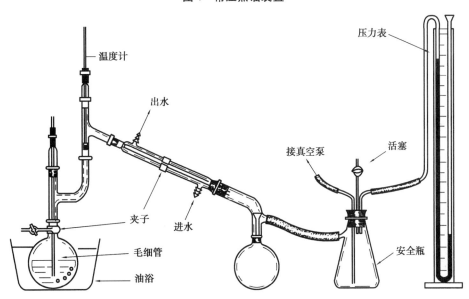

图 5　减压蒸馏装置

　　实验室中还可使用的减压装置是旋转薄膜蒸发仪,由于有电动装置和真空接口,低温条件下蒸馏瓶能不断旋转,加大了蒸发面积,使蒸发速度加快,如图 6 所示。

　　(七)水蒸气蒸馏法

　　水蒸气蒸馏法是一种利用某些挥发性成分与水或水蒸气共热,能随水蒸气一同蒸馏出,经冷凝后分取得到的性质,使其从天然药物中提出的方法。依操作方式不同可分为共水蒸馏法和通入水蒸气蒸馏法。常见装置由水蒸气发生器、蒸馏部分、冷凝部分和接收器四部分组成,如图 7 所示。

　　操作技术:将天然药物适当粉碎后装入蒸馏瓶内,加水使天然药物充分浸润,体积不超过蒸馏瓶容积的 1/3,加热水蒸气发生器使水沸腾,产生的水蒸气通入蒸馏瓶内,天然药物中挥发性成分随水蒸气蒸馏带出,冷凝后收集于接收瓶内,若馏出液由浑浊变为澄清透明,说明蒸馏已基本完成,馏出物与水的分离可视具体情况而定。

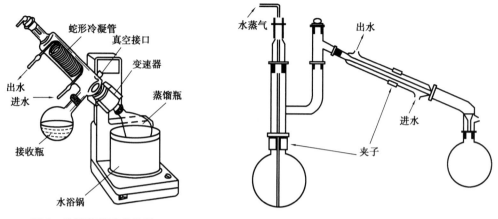

图6　旋转薄膜蒸发装置　　　　　　　　图7　水蒸气蒸馏装置

特点及适用范围:用于能随水蒸气蒸馏而不被破坏、与水不发生反应且不溶或几乎不溶于水、具有挥发性的天然药物化学成分的提取。如挥发油,某些小分子生物碱如槟榔碱、麻黄碱,以及某些小分子酚性物质如牡丹酚、蓝雪醌等,都可用本法提取。

操作注意:①蒸馏需中断或完成时,应首先打开三通管,使其与大气相通后,再移开热源,以防液体倒吸;②对于某些在水中溶解度稍大的挥发性成分,馏出液可再蒸馏一次,以提高其纯度。

(八)萃取法

1.分次萃取法　该方法也称简单萃取法,是一种常用的萃取技术。大量萃取在萃取罐中进行,中量萃取在下口瓶中进行。少量萃取在分液漏斗中进行,应根据需要选择一个大小适宜的分液漏斗,如图8所示。

(1)操作技术:操作中应注意检漏、排气、振摇、静置等过程,如图9所示。分离两液时,先打开玻塞(或使玻塞的凹槽对准漏斗上口颈部的小孔),再慢慢开启活塞放出下层液,而上层液则应从分液漏斗的上口倒出,以避免污染。

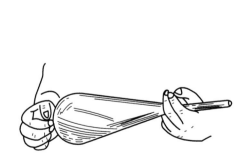

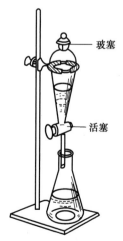

图8　分液漏斗振摇示意图　　　　　　　图9　两相溶剂萃取装置

（2）适用范围：适用于提取混合液中分配系数相差较大的化学成分。

（3）特点：实验室常用，仪器设备简单，操作方便。

（4）操作注意：①水提取液的最适相对密度为 1.1～1.2；②选用的萃取剂第一次用量一般为水提液的 1/3～1/2，以后各次用量可适当减少为水提液的 1/6～1/4；③萃取次数应遵循"少量多次"的原则，通常萃取 3 或 4 次即可。如果亲水性成分不易转入有机溶剂层时，则应增加萃取次数或更换萃取剂；④若选用三氯甲烷萃取，较易发生乳化现象，特别是在碱性条件下，乳化更易发生，要提前预防乳化；⑤一旦形成乳化层，应采取破乳措施。

2. 逆流连续萃取法　该方法是指利用提取液与萃取剂相对密度不同，将相对密度小的相液作为移动相（或分散相），逆流连续穿过相对密度大的固定相（或连续相），使提取液中的某种化学成分转溶的一种连续萃取技术，装置如图 10 所示。此法操作简便，萃取较完全，能有效防止乳化现象发生。

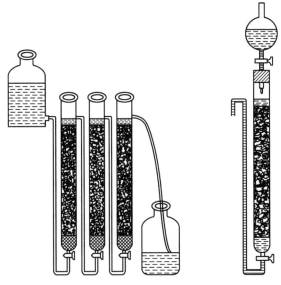

图 10　逆流连续萃取装置

（九）重结晶

1. 选择适宜溶剂　根据欲结晶成分的性质及在溶剂中溶解度大小来选择。

2. 制备饱和结晶溶液　当用有机溶剂进行结晶时，需使用回流装置。将混合物置于圆底烧瓶或锥形瓶中，加入比需要量略少的溶剂，投入几粒沸石，接上冷凝管，开启冷凝水，水浴加热并观察欲结晶物的溶解情况。若未完全溶解可分次补加溶剂，每次加入后均需再加热使溶液沸腾，制成饱和溶液。

注意：判断是否有几乎不溶或不溶性杂质存在，以免误加过多溶剂。以水为溶剂进行结晶时，可以在烧杯中将样品溶解，置石棉网上直火间断加热，同时估计并补加因蒸发而损失的水，其他操作同前。

3. 趁热滤过　制备好的饱和溶液要趁热滤过，除去不溶性杂质。操作应迅速，避免在滤过中有结晶析出。如饱和溶液的颜色较深，应先加活性炭脱色后，再行滤过。常用的滤过方法有常压滤过和减压滤过。

（1）常压滤过：选一颈短而粗的玻璃漏斗放在烘箱中预热，使用时趁热取出，在漏斗中放一扇形折叠滤纸(又称菊花形滤纸,图11)滤过。如滤过的溶液量较多,则应用热水保温漏斗,如图12所示。

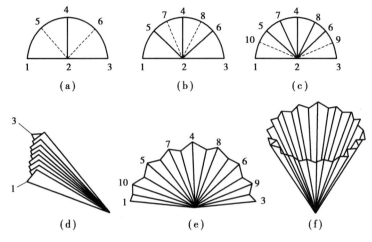

图11　扇形滤纸的折叠方法

(2)减压滤过(抽滤):减压滤过也称真空滤过,其装置由真空泵、安全瓶、抽滤瓶及布氏漏斗组成,如图13所示。减压滤过的最大优点是滤过速度快,结晶一般不易在漏斗中析出,操作较简便。其缺点是悬浮的杂质有时会穿过滤纸,析出的结晶堵塞漏斗孔。

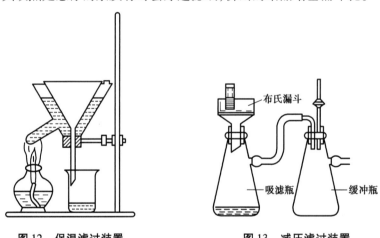

图12　保温滤过装置　　　　　图13　减压滤过装置

4.静置冷却析晶　将滤过后的滤液逐渐降低温度(冷却)或蒸发溶剂,使结晶慢慢析出。

5.抽滤得到结晶　采用减压抽滤的方法使结晶与母液分离后,滤纸上的结晶需用少量溶剂进行洗涤。

所得结晶用真空干燥器干燥或红外灯烘干。母液适当浓缩,放置一段时间后又会析出一部分结晶;而杂质则留在母液中。

(十)薄层色谱法

薄层色谱法是一种将固定相均匀地铺在平面载板上,将欲分离的样品点加到薄层上,选用适宜溶剂移行展开,使混合物中各成分得以分离的方法。具体操作流程包括制板→点样→展开→显色→测量及计算 R_f 值等。

1. 制板　用于制备薄层的载板可以选择玻璃板、塑料板或铝箔等,使用前要按适当的方法进行处理,要求载板表面光滑,清洁平整。检识用薄层板厚度一般为 0.4~1 mm,制备用薄层板厚度为 1~2 mm。薄层板的种类见表 1。

表 1　薄层色谱板种类比较

种类	特点	制板方法	操作方式
软板	硬度小,易被吹散,不宜保存,应用较少	平铺法	直接铺于载板上制成
硬板	硬度较大,不易脱落,应用广泛	平铺法、倾注法、机械涂铺法	加黏合剂调成糊状后涂铺于载板上制成,按要求活化,置干燥器中备用

薄层板在使用前应检查其均匀度,要求表面均匀、平整、光滑,无麻点、无气泡、无破损、无污染等。为了提高工作效率,也可选择使用各种不同的市售薄层板。

2. 点样　将样品(欲分离、检识的化学成分)用适宜的溶剂(除水和甲醇外)配制成 0.01%~1% 溶液。在基线适当的位置,用专用毛细管或配合相应的半自动、自动点样器点样。

3. 展开　薄层色谱展开应在密闭的色谱槽内进行,可根据薄层板的大小选择。展开方式有上行法、下行法、双向展开法、单向二次展开法等,常用上行法,如图 14、图 15 所示。

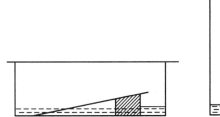

图 14　上行单向展开示意图　　　　图 15　上行双向展开示意图

4. 显色　常用的显色方法有喷雾显色法、紫外线照射法和碘蒸气显色法等。

薄层色谱图像除手动绘制外,还可采用摄像设备拍摄,以光学照片或电子图像的形式保存,也可用薄层扫描仪记录相应的色谱图。

5. 测量及计算 R_f 值　样品经色谱分离显色后,测量各成分斑点位置,可用比移值 R_f 表示,如图 16 所示,其计算公式如下:

$$R_f = \frac{从基线至展开斑点中心的距离}{从基线至展开剂前沿的距离}$$

A 成分的 $R_f = a/c$

B 成分的 $R_f = b/c$

同一种化学成分在相同的色谱条件下 R_f 值应相同,利用此特点可进行定性检识,如图 17 所示。

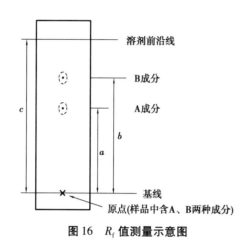

图16 R_f 值测量示意图

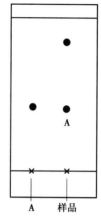

图17 色谱定性检识图

（十一）柱色谱法

柱色谱法是一种将吸附剂和被分离混合物先后装入大小适宜的色谱柱中,以适宜的溶剂(洗脱剂)进行洗脱而使不同成分得到分离的色谱分离方法,是色谱法最早出现的形式。柱色谱的操作流程包括装柱→上样→洗脱和收集。

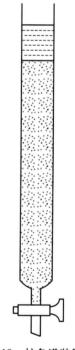

1.装柱 实验室常用的色谱柱一般选用下口有筛板的柱子,也可选用无筛板的柱子。对于无筛板的柱子可在柱底部垫一层脱脂棉以防吸附剂外漏。色谱柱的内径与柱长之比,常为 1:20 ~ 1:15(图18),而对于难以分离的样品,可适当延长。为保证吸附剂粒度均匀,在使用前应过筛处理(100目左右大小为宜)。

要求装好的色谱柱内不得有缝隙,洗脱时不能形成沟流。常用方法有两种。①干法装柱:将选定的吸附剂经漏斗缓慢地加入柱内,同时用橡皮槌或软物轻轻敲打色谱柱,使吸附剂压实,切勿将吸附剂一次全部倒入柱中;②湿法装柱:将吸附剂混悬在已选定的洗脱剂中装入柱内。

2.上样 ①若样品易溶于洗脱剂,则用少量洗脱剂溶解样品制成高浓度溶液后轻轻上柱,不得搅动柱床表面;②若样品不溶于洗脱剂,可将样品溶于少量丙酮、甲醇等易挥发的溶剂后,均匀地拌入适量吸附剂(样品和吸附剂的比例通常为 1:3~1:2),挥干或置水浴上蒸去溶剂,随后将吸着样

图18 柱色谱装置

品的吸附剂,沿柱内壁慢慢均匀地加到柱内吸附剂顶端,上样量为吸附剂的 1/60 ~ 1/30。上样后在吸附柱上面覆盖一层约0.5 cm厚的石英砂或一层滤纸和玻璃珠,以保持柱体顶端平整。

3.洗脱和收集 选择合适的洗脱剂,洗脱过程中应保持液面的高度,洗脱剂不得低于柱面;同时控制洗脱剂的流速,一般保持匀速。收集洗脱液时:若样品中各成分有色,则分别收集各色带;若无色,常采用等份收集。所得的各份洗脱液分别进行适当的浓缩,经TLC检测后,合并相同流分,回收溶剂,获得单体。若为混合物,还需进一步分离纯化。

（十二）纸色谱法

纸色谱法是一种以色谱滤纸为支持剂,滤纸吸着的水(含20% ~25%的水分)为固定相,用与水不相混溶的溶剂系统(被水饱和)为流动相进行展开,而使混合物中各化学成分分离的

分配色谱法。色谱用滤纸从性能上分快速、中速和慢速三种,分离化合物时应视具体情况而选用。

纸色谱法的操作流程包括滤纸的准备→点样→展开→显色→测量及计算 R_f 值。

1.滤纸的准备

2.点样　将样品溶解于适宜的溶剂中制成一定浓度的溶液,使用毛细管或微量注射器吸取溶液,点于基线适当的位置上。

3.展开　纸色谱的展开方式分为上行(图19)、下行、径向、单向二次和双向展开等形式。

4.显色、测量及计算 R_f 值　将展层后的滤纸挥去溶剂。显色方式、测量及计算 R_f 值与吸附薄层色谱法相同,但不能用具有腐蚀性的显色剂。

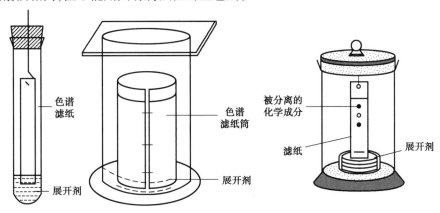

图19　纸色谱上行展开示意图

该法可用于定性、定量分析,也可用于微量成分的分离。

在天然药物化学成分的预试验中,常用径向纸色谱法(即圆形滤纸色谱法)进行检识。本方法一次可检出多种类型成分,并能减少各成分之间的干扰,方便快速。操作技术如下:

滤纸的准备:取圆形滤纸一张(比展开容器稍大),过中心点将滤纸平均划分为若干扇形面,并编号(根据实验需要而定),距中心点 0.5～1 cm 处画一圆作为基线,然后在滤纸中心打一直径 0.4～0.5 cm 的圆形小孔,以备插滤纸芯(作为展开剂的引流装置)用,如图20所示。

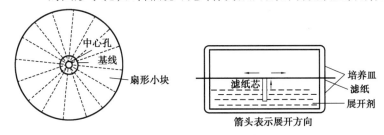

图20　纸色谱径向展开示意图

点样:每一小扇形面基线处各点一种供试液,或同一供试液点于不同扇形面基线上。

展开:于中心圆形小孔中插入一滤纸芯,放置在装有适宜展开剂的培养皿上,滤纸芯浸入展开剂,上面盖一同样大小的培养皿。待溶剂前沿近滤纸边缘时,取出滤纸,去掉纸芯。

显色:挥去展开剂后即可显色。将滤纸沿铅笔画出的扇形线剪开,分别用相应的显色剂显色。观察斑点位置、颜色,并分析显色结果。

实验 **1**
薄层色谱(TLC)

实验学时:2 学时

一、实验目的

①理解吸附薄层色谱法分离化合物的基本原理及使用范围。
②熟练掌握薄层色谱法的基本操作技术并注意操作要点。
③学会薄层板的制备和薄层色谱的操作方法。

二、实验原理

薄层色谱是色谱法中应用最普遍的方法之一,具有分离速度快、效率高等特点,适用于微量样品的分离鉴定,在天然药物化学成分的研究中得到广泛的应用和发展。

薄层色谱是把吸附剂(或载体)均匀铺在一块板(玻璃板或塑料板)上形成薄层,在此薄层上进行色谱分析。

色谱法分离的原理是利用混合物中各组分理化性质的差别,使各组分在流动相流动过程中以不同速度移动,并以不同程度分布在固定相和流动相中,从而达到分离。

三、预习、预试

预习

1. 复习色谱法相关内容、天然药物化学实验基础知识

2. 阅读实验讲义,明确实验目的,理解实验原理

3.如何铺板?说出薄层色谱的操作程序及操作注意事项

4.薄层色谱结果如何判断(描述)

5.写出预习报告

预试
摸清实验条件,保证成功率。

准备
实验用品。

四、实验用品

仪器设备	药品	试剂	其他
色谱槽、色谱玻璃板、推棒、毛细管、研钵	硅胶 G、CMC-Na、回收氧化铝、测定用氧化铝	偶氮苯、苏丹黄、苏丹红的三氯甲烷溶液、四氯化碳	尺子、铅笔等

五、实验过程

(一)薄层板的制备及色谱操作练习

实验内容	实验操作步骤	实验记录
薄层板的制备	1. 硅胶 G 板 取硅胶 G 3g(内含煅石膏13%),加蒸馏水(或黏合剂)9 mL,于研钵中充分研磨成糊状后,迅速倒在一块 5 cm×10 cm 的玻璃板上铺匀,置水平位置,室温阴干后,于 105 ℃活化 0.5 h,置干燥器内备用(硅胶 G 也可自行配制,按 85∶15 比例称取硅胶和煅石膏,研匀即可)。 2. 硅胶 G-羧甲基纤维素钠(CMC-Na)板 称取一定量 CMC-Na,用蒸馏水溶解,配成 0.5% ~ 1% 的溶液(可加热使其溶解)备用,按硅胶∶溶剂为 1∶3 比例同上述方法研磨、铺制、活化、保存。	

续表

实验内容	实验操作步骤	实验记录
薄层色谱操作练习	1. 点样 定性时可用普通毛细管,定量时要用定量毛细管或微量点样仪。点的直径一般不大于 2~3 mm,点与点之间距离为 0.5~2 cm,基线距薄层板一端 1.5~2 cm。 2. 饱和 点样完毕,待溶剂挥干后,将薄层板斜放入盛有展开剂的展开缸内,但不要让展开剂浸到薄层板,密闭展开缸进行饱和,饱和 10~30 min。 3. 展开 饱和完毕,将点样一端稍浸入展开剂达 0.5 cm(切勿使展开剂浸没点样点),密闭展开缸开始展开,待溶剂前沿到达一定位置时取出,标出溶剂前沿。 4. 显色 待板上的展开剂挥干后,直接喷显色剂或加热,使其显色。 5. 测量并计算 标于图谱处,计算各斑点的比移值(R_f)。 6. 结果分析	

(二)氧化铝活度的测定

对色谱用氧化铝活度的测定,主要是利用氧化铝自身对某些偶氮染料吸附力的大小和在薄层板上展开距离来确定的。

氧化铝的活度大小,一方面与其自身含水量有关,含水量越少,活度越大,吸附力就越强;另一方面是由于氧化铝对某偶氮染料吸附牢固程度表现出来的,偶氮染料化合物的分子结构复杂、分子量大、含极性官能团少,整个分子呈弱极性状态,被氧化铝吸附力弱,展层时移动距离长。

通常可依此原理,用测量比移值的方法来确定氧化铝的极性大小和活度级数(查表对照)。

实验内容	实验操作步骤	实验记录
练习铺板、点样	用回收氧化铝反复练习铺软板； 反复练习点样； 会铺板、会点样。	
测定氧化铝活度	1. 色谱条件 固定相:吸附剂-测定用氧化铝； 样品:偶氮苯、苏丹黄、苏丹红的三氯甲烷溶液； 移动相:展开剂-四氯化碳。 2. 操作技术 制板:氧化铝软板,每组2块,要求光滑、平整、均匀； 点样:样品(3种染料)溶液,点于基线上； 展开:展开剂-四氯化碳,上行展开,计时,确定溶剂前沿位置； 显色:自然显色,确定各斑点的形状、颜色、位置,绘图谱； 测量并计算:标于图谱处,计算各斑点的比移值(R_f)。 3. 结果分析 根据测量计算结果(R_f值),查表相对应活度级数以判断该氧化铝的活性大小。	

氧化铝活度级(R_f)对照表

偶氮染料	氧化铝活度级(R_f)			
	Ⅱ	Ⅲ	Ⅳ	Ⅴ
偶氮苯	0.59	0.74	0.85	0.95
对甲氧基偶氮苯	0.16	0.49	0.69	0.85
苏丹黄	0.10	0.25	0.51	0.78
苏丹红	0.00	0.10	0.33	0.56
对氨基偶氮苯	0.00	0.03	0.08	0.19

六、实验注意事项

①薄层板所用玻璃应清洁、干燥。

②点样时,样品浓度不应太大,点样量也不应太多,否则展开后会出现斑点过大或拖尾等

情况,使性质相似的化合物达不到分离的目的;点样量要适中。

③反复练习,熟练操作,防止染料混淆污染。

④规范操作,认真观察,随时记录,及时完成报告。

七、思考题

①简述薄层色谱的操作程序。

②色谱法的基本原理是什么?

实验 2
槐米中芦丁的提取分离和检识

实验学时:10 学时

一、实验目的

①以芦丁为例学习黄酮类化合物的提取分离方法。

②学会由黄酮苷水解制取黄酮苷元的方法。

③学会黄酮苷、苷元和糖的检识方法。

④学会用色谱法和化学法检识芦丁、槲皮素,能综合分析实验结果得出合理结论。

⑤熟练掌握煎煮法、沉淀法、结晶法在提取分离、精制中的基本操作技术。认真观察记录实验现象,熟悉操作注意事项。

二、实验原理

1. 药材来源及功效　槐米系豆科植物槐(*Sophora japonica* L.)未开放的花蕾,味苦,性凉,具凉血止血功效,历来用作止血药物治疗痔疮、子宫出血、吐血、鼻出血等。

2. 主要成分及应用　槐米主要成分为芦丁(rutin,又称芸香苷),含量高达23.5%,槐花开放后降至13.0%。芦丁为维生素 P 类药物,药理试验证明其有调节毛细血管渗透作用,临床用作治疗毛细血管脆性引起的出血症,也用作高血压症的辅助药物。此外,芦丁还可作为制药原料,用于制造槲皮素(quercetin)、羟乙基槲皮素、羟乙基芦丁、二羟乙基芦丁等。

芦丁广泛存在于植物中,现已发现含芦丁的植物达 70 种以上,如荞麦叶、烟叶、蒲公英。本实验以槐米为原料提取芦丁。槐米中还含有槲皮素、皂苷、白桦脂醇、鞣质和多糖等成分。

3. 主要成分的结构及理化性质

(1)芦丁:结构中 R＝芸香糖。纯品为淡黄色粉末或淡黄色针晶,含 3 分子结晶水,熔点为174～178 ℃,无水物熔点为188 ℃。其溶解度为:

	水	甲醇	乙醇	吡啶
冷	1:8 000	1:100	1:300	1:12
热	1:200	1:10	1:30	易溶

不溶于乙醚、三氯甲烷、石油醚、乙酸乙酯、丙酮等溶剂。易溶于碱液且呈黄色,酸化后复

析出。可溶于浓硫酸和浓盐酸且呈棕黄色,加水稀释后又析出。

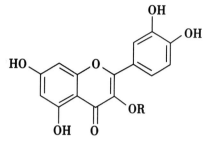

(2)槲皮素:纯品为黄色结晶。熔点:含两分子结晶水物 313~314 ℃,无水物 316 ℃。可溶于甲醇、乙醇、乙酸乙酯、冰醋酸、吡啶、丙酮等溶剂,不溶于水、乙醚、苯、三氯甲烷、石油醚。

4.提取分离方法

(1)利用芦丁在热水中溶解度大、冷水中溶解度小的性质采用沸水提取法;也可根据芦丁结构中含有较多的酚羟基显酸性,易溶解于碱液中,酸化后又可析出的性质,采用碱溶酸沉法提取。

(2)芦丁的精制可根据其在冷、热水(醇)中溶解度的差异较大采用结晶法进行。

(3)利用芦丁可被稀酸水解生成苷元和糖,通过化学法、色谱法进行检识。

三、预习、预试

预习

  1.认识槐米来源及功效

  2.掌握槐米主要成分的结构及性质(性状、溶解性、酸碱性等)

  3.分析提取精制原理

  4.写出提取精制流程图

续表

5. 如何检识
6. 操作注意事项
预试 　摸清实验条件,保证成功率。
准备 　实验用品。

四、实验用品

仪器设备	药品	试剂	其他
烧杯、电炉、酒精灯、脱脂棉、玻璃漏斗、抽滤装置、试管、色谱缸、色谱用滤纸、紫外灯	槐米、镁粉	0.4%硼砂水溶液、石灰乳、浓盐酸、浓硫酸、稀硫酸、10% α-萘酚、95% 乙醇、甲醇、氢氧化钡溶液、正丁醇、醋酸、1% $AlCl_3$ 醇溶液、1% $FeCl_3$ 醇溶液、苯胺-邻苯二甲酸试剂	玻璃棒、尺子、铅笔等

五、实验过程

实验内容	实验操作步骤	实验记录
(一)芦丁的提取分离(煎煮法、沉淀法)	方法一:取槐米 20 g,稍研碎,置烧杯中加沸水 300 mL,煮沸 30 min(随时补充散失的水分),趁热用脱脂棉过滤,滤渣再加 300 mL 水,煮沸 20~30 min(随时补充散失的水分),趁热滤过,合并滤液,放置。将上清液倾出,抽滤底部沉淀,用少量水洗沉淀,抽干,沉淀即为芦丁粗品,干燥,称量。	

续表

实验内容	实验操作步骤	实验记录
（一）芦丁的提取分离（煎煮法、沉淀法）	方法二：将 300 mL 0.4% 的硼砂水加热煮沸，然后加入槐米粗粉 30 g，继续直火加热煮沸 3 min，搅拌下小心用石灰乳调 pH 值至 8～8.5，使溶液呈微碱性，继续加热保持微沸约 20 min（保持体积和碱度不变），脱脂棉滤过。药渣再加 0.4% 硼砂水 200 mL，同上法加石灰乳调 pH 值至 8～8.5，煎煮约 20 min，脱脂棉滤过，合并滤液。滤液于 65 ℃ 水浴中保温，小心用稀盐酸调 pH 值至 3～4，放置过夜，使之充分沉淀，抽滤。沉淀用水洗至中性，干燥，得芦丁粗品，干燥，称量。	
（二）芦丁的精制（结晶法）	将上述芦丁粗品称重后，按 1 g:200 mL 加热水（分次分散加入），加热、搅拌、溶解，趁热过滤，放置、冷却、析晶完全。 将上清液倾出，抽滤底部沉淀，所得沉淀于 60 ℃ 左右干燥（或自然干燥），用 95% 乙醇或甲醇重结晶，得芦丁精品，干燥，称量。	
（三）芦丁的水解（回流法）	取芦丁精品 0.5 g，置 250 mL 圆底烧瓶中，加 2% 硫酸 100 mL，加热水解 1 h（注意观察现象），冷却后抽滤。 得槲皮素粗品（滤液留作糖的检识），水洗。粗品再用 95% 乙醇或甲醇 20 倍量重结晶，得槲皮素精品，干燥称重。 取芦丁水解后的滤液 10 mL（于水浴加热），加氢氧化钡溶液（或细粉）中和至中性（不断搅拌），滤去白色沉淀，滤液浓缩至 1～2 mL，供纸色谱用。	
（四）成分检识	1. 化学检识 取芦丁及槲皮素精品少量，分别用 40% 乙醇溶解，做样品溶液。每次取上述试液 1 mL，分别置小试管中，按下列方法进行实验，比较苷与苷元的反应情况： Molish 反应：加 10% α-萘酚溶液 1 mL，振摇后斜置试管，沿管壁滴加 0.5 mL 浓硫酸，静置，观察液面交界处颜色； 盐酸-镁粉反应：加少量镁粉，滴加浓盐酸，观察现象； $FeCl_3$ 反应：加 1% $FeCl_3$ 醇溶液 1～2 滴，观察现象； $AlCl_3$ 反应：加 1% $AlCl_3$ 醇溶液 3～4 滴，观察荧光。	

实验内容	实验操作步骤	实验记录
（四）成分检识	2. 糖的纸色谱检识 支持剂:新华滤纸(中速); 对照品:鼠李糖水溶液、葡萄糖水溶液(标准品); 样品:水解液; 展开剂:正丁醇-醋酸-水(4∶1∶5上层液); 显色:苯胺-邻苯二甲酸试剂,喷后在 105 ℃ 烘 6~10 min。	

六、实验注意事项

①实验前必需预习、写出预习报告。

②实验过程中做到严谨认真、规范操作、随手记录。

③煎煮法提取时,注意保持微沸,温度不宜太高。

④结晶法溶解时,间歇加热,切忌温度过高,趁热过滤时速度要快、温度要高。

⑤粗品精制时,一定要让芦丁充分溶解,过滤时应注意保温,避免芸香苷因温度降低而析出;抽滤时应勤换抽滤纸,以加快抽滤速度。

七、思考题

①黄酮类化合物有哪些提取方法?

②本实验中各色谱的原理是什么? 分析化合物结构与 R_f 值的关系。

实验 3

黄芩中黄芩苷的提取分离和检识

实验学时:8 学时

一、实验目的

①掌握从黄芩中提取、精制黄芩苷的原理及操作方法。

②熟悉黄芩苷的主要性质和检识方法。

③学会用色谱法和化学法检识黄芩苷、黄芩素,能综合分析实验结果并得出合理结论。

④熟练掌握煎煮法、沉淀法、结晶法在提取分离、精制中的基本操作技术。认真观察记录实验现象,熟悉操作注意事项。

二、实验原理

1. 药材来源及功效　黄芩为唇形科植物黄芩(*Scutellaria baicalensis* Georgi)的干燥根,是常用的清热解毒中药,具有多种药理作用,如抗菌、消炎、利尿等,临床上常用于治疗肝炎。

2. 主要成分及应用　黄芩中含多种黄酮类衍生物,主要有黄芩苷(baicalin)4.0% ~ 5.2%、汉黄芩苷(wogonoside)、黄芩素(baicalein)、汉黄芩素(wogonin)、木蝴蝶素 A 及二氢木蝴蝶素 A 等20 余种黄酮类化合物。其中黄芩苷为主要有效成分,具有抗菌、消炎作用,此外还有降转氨酶的作用。黄芩苷元的磷酸酯钠盐可用于治疗过敏、喘息等疾病。

3. 主要成分的结构及理化性质　黄芩苷为淡黄色针晶,几乎不溶于水,难溶于甲醇、乙醇、丙酮,可溶于含水醇和热乙酸,溶于碱水及氨水初显黄色,不久则变为黑棕色。

R = 葡萄糖醛酸,黄芩苷;R = H,黄芩素

黄芩苷经水解后生成的苷元黄芩素分子中含有邻三酚羟基,易被氧化转为醌类衍生物而显绿色,这是黄芩因保存或炮制不当变绿色的原因。黄芩变绿后,有效成分遭到破坏,质量降低,在提取分离过程中应注意。

黄芩苷(淡黄色)　　黄芩酶　　黄芩素(黄色)

[O]

4.提取分离方法分析

(1)根据黄芩苷分子中含有羧基、易溶于水、在植物中以盐的形式存在,故可用水作提取溶剂。溶于水的黄芩苷再在酸性条件(pH=2)下加热,变成有游离羧基的黄芩苷而沉淀析出。

(2)采用碱溶酸沉法进行精制。

(3)黄芩苷经酸水解可得苷元黄芩素和糖,通过化学法、色谱法进行检识。

三、预习、预试

预习

1.认识黄芩药材的来源及功效

2.掌握黄芩主要成分的结构及性质(性状、溶解性、酸碱性等)

3.分析提取精制原理

4.写出提取精制流程图

续表

5. 如何检识	
6. 操作注意事项	
预试 摸清实验条件,保证成功率。	
准备 实验用品。	

四、实验用品

仪器设备	药品	试剂	其他
烧杯、电炉、酒精灯、脱脂棉、玻璃漏斗、抽滤装置、试管、色谱缸、色谱用滤纸、紫外灯	黄芩、活性炭、镁粉	浓盐酸、40% NaOH、浓硫酸、10% 盐酸、95% 乙醇、正丁醇、醋酸、甲醇、1% 三氯化铝、三氯甲烷、饱和氢氧化钡溶液、5% 二氯氧锆溶液、2% 柠檬酸溶液、10% Pb(Ac)$_2$ 溶液、1% ~ 5% FeCl$_3$ 乙醇溶液、苯胺-邻苯二甲酸试剂	玻璃棒、pH试纸等

五、实验过程

实验内容	实验操作步骤	实验记录
(一)黄芩苷的提取分离(煎煮法)	取黄芩粗粉 100 g,加入 500 mL 沸水,煮沸 40 min,纱布或棉花粗滤,药渣再加水约 500 mL,煮沸约 30 min 过滤,合并两次粗滤液,滴加浓盐酸调至 pH=1。 水浴 80 ℃ 保温 30 min,待析出黄色沉淀完全之后,倾去上清液,搅拌沉淀成为均匀的混悬液,滴加 40% NaOH 溶液,随加随搅拌调 pH 值至 6 ~ 7,待沉淀全部溶解后再加入等体积 95% 乙醇,搅匀后于 50 ℃ 水浴保温下迅速过滤,滤液用 10% 盐酸调 pH 值至 2 ~ 3,继续于 50 ℃ 保温 30 min,直到黄芩苷全部析出,放置过夜,抽滤,沉淀用水洗至中性,抽干,60 ℃ 干燥,得粗制黄芩苷,称重。收集滤液减压回收乙醇。	

实验内容	实验操作步骤	实验记录
（二）黄芩苷的精制（结晶法）	将粗制黄芩苷研细，加 10 倍量水混匀，滴加 40% NaOH 溶液调 pH 值至 6～7，使全部溶解，加活性炭适量搅匀，于水浴 80 ℃加热 30 min，过滤，滤液用 10% 盐酸调 pH 值至 1～2，加入等体积 95% 乙醇，50 ℃保温 30 min，至有沉淀物产生时取出，放置过夜。沉淀完全后，抽滤，得沉淀，水洗沉淀至中性，并用少量 95% 乙醇洗沉淀抽干，60 ℃干燥，得黄芩苷精品，称重。计算得率，收集滤液，回收乙醇。	
（三）黄芩苷的水解（回流法）	取 0.5 g 黄芩苷置三角瓶中，加蒸馏水 10 mL，在搅拌下滴加 10 mL 浓硫酸，溶液剧烈发热，黄芩苷水解，得深黄色液体，放置 20 min 抽滤，将水解滤液在搅拌下倾入 100 mL 冰水中，析出黄色固体，抽干，水洗沉淀至中性，加三氯甲烷抽提沉淀，滤过，三氯甲烷回收至干，残留物再用甲醇重结晶，得黄色针状结晶，即黄芩素精品。 取 1/5 量上述滤去苷元的水溶液，滴加饱和氢氧化钡溶液至 pH = 3，过滤除去硫酸钡，滤液浓缩至 2 mL，得浓缩液，进行纸色谱鉴定。	
（四）成分检识	1. 化学检识（显色反应） 取黄芩苷及黄芩素精品少量，分别用 40% 乙醇溶解作样品溶液。每次取上述试液 1 mL，分别置小试管中，按下列方法进行实验，比较苷与苷元的反应情况： 取上述样品液各 1 mL，分别加 5% 二氯氧锆溶液，观察颜色及荧光，再加 2% 柠檬酸溶液，观察颜色及荧光的变化； 取上述样品液各 1 mL，分别加 HCl-Mg 粉，观察现象； 取上述样品液各 1 mL，分别加 10% Pb(Ac)$_2$ 溶液，观察现象。 2. 黄芩苷与苷元（黄芩素）的纸色谱检识 对照品：黄芩苷、黄芩素乙醇溶液； 样品：自制黄芩苷、黄芩素乙醇溶液； 展开剂：正丁醇-醋酸-水(4∶1∶5)； 显色剂：1%～5% FeCl$_3$ 乙醇溶液。	

续表

实验内容	实验操作步骤	实验记录
（四）成分检识	3. 糖的色谱检识 支持剂:新华滤纸(中速); 对照品:葡萄糖醛酸、葡萄糖醛酸内酯; 样品:水解液处理得到的浓缩液; 展开剂:正丁醇-醋酸-水(4:1:5); 显色剂:苯胺-邻苯二甲酸试剂,喷后在 105 ℃烘 6 ~ 10 min。	

六、实验注意事项

①实验前必须预习、写出预习报告。
②实验过程中做到严谨认真、规范操作、随手记录。
③煎煮法提取时,注意保持微沸,温度不宜太高。
④结晶法溶解时,间歇加热,切忌温度过高,趁热过滤时速度要快、温度要高。

七、思考题

①黄芩苷类的提取方法有哪几种? 用沸水煮提法有何优缺点?
②黄芩苷的水解条件和其他黄酮苷的水解条件有什么不同?

实验 4

虎杖中蒽醌类化合物的提取分离和检识

实验学时:8 学时

一、实验目的

①学习用 pH 梯度萃取法分离酸性不同的蒽醌类成分的原理及实验方法。

②了解蒽醌类成分的一般性质和检识反应。

③学习提纯亲水性苷类(虎杖苷)的方法。

二、实验原理

1. 药材来源及功效　虎杖系蓼科植物虎杖(*Polygonum cuspidatum* Sieb. et Zucc.)的干燥根茎和根,又名阴阳莲,味苦,性微寒,具有泻下、健胃、清热、解毒之功。民间多用于消炎、杀菌、利尿、通经、镇痛,近年来用于烫伤、止血、消结石、降血脂的治疗。

2. 主要成分及应用　虎杖中含有较大量的蒽醌类成分,主要有大黄酸(rhein)、大黄素(emodin)、大黄素甲醚(physcion)、大黄酚(chrysophanol)、蒽苷 A(anthraglycoside A,即大黄素甲醚-8-O-D-葡萄糖苷)、蒽苷 B(anthraglycoside B,即大黄素-8-O-D-葡萄糖苷)。此外,尚含有虎杖苷(polydatin, piceid,即3,4′,5-三羟基芪-3-β-D-葡萄糖苷)及黄酮类、萜类、多糖等。

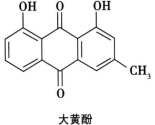

大黄酚

大黄素

3. 主要成分的结构及理化性质

(1)大黄酚:熔点 196 ℃,能升华,金黄色六角型片状结晶(丙酮)或针状结晶(乙醇),易溶于苯、三氯甲醚、乙醚、乙醇、冰醋酸,可溶于 NaOH 水溶液及热水溶液,稍溶于甲醇,难溶于石油醚、冷 Na_2CO_3 和 $NaHCO_3$ 水溶液。

(2)大黄素:熔点 256 ~ 257 ℃,能升华,橙黄色长结晶(丙酮中为橙色,甲醇中为黄色)。其溶解度如下:四氯化碳0.01%,三氯甲烷 0.0718%,二硫化碳 0.009%,乙醚 0.14%,易溶于乙醇,可溶于氨水、Na_2CO_3 和 NaOH 水溶液,几乎不溶于水。

(3)大黄素 6-甲醚:熔点 207 ℃,能升华,橙黄色针晶,溶解性与大黄酚相似。

（4）白藜芦醇葡萄糖苷：又名 3,4′,5-三羟基芪-3-β-D-葡萄糖苷，熔点 223～226 ℃（分解），无色针状簇晶。易溶于甲醇、乙醇、丙酮、热水，可溶于乙酸乙酯、Na_2CO_3 和 NaOH 水溶液，微溶于冷水，难溶于乙醚。

（5）大黄素 6-甲醚-8-D-葡萄糖苷：熔点 230～232 ℃，黄色针晶（甲醇）。

（6）大黄素 β-D-葡萄糖苷：熔点 190～191 ℃，为浅色针晶（乙醇）。

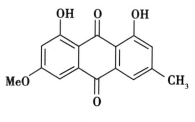

大黄素甲醚

4. 提取分离方法分析

（1）根据蒽醌苷元能溶于有机溶剂的性质，用乙醚提取，再利用游离蒽醌类化合物酸性强弱不同，用 pH 梯度萃取法进行分离。

（2）利用溶剂的极性不同来分离虎杖中脂溶性和水溶性成分。

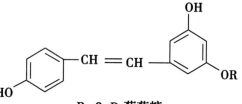

R= β-D-葡萄糖

白藜芦醇葡萄糖苷

三、预习、预试

预习

1. 认识虎杖药材的来源及功效

2. 掌握虎杖所含主要成分的结构及性质（性状、溶解性、酸碱性等）

3. 分析提取精制原理

4. 写出提取精制流程图

5.如何检识 6.操作注意事项	
预试 　摸清实验条件,保证成功率。	
准备 　实验用品。	

四、实验用品

仪器设备	药品	试剂	其他
回流装置、蒸发皿、三角瓶、分液漏斗、烧杯、脱脂棉、玻璃漏斗、抽滤装置、试管、色谱槽、色谱板	虎杖、活性炭、硅胶 G	95% 乙醇、乙醚、5% $NaHCO_3$ 水溶液、5% Na_2CO_3 水溶液、2% NaOH 水溶液、盐酸、丙酮、4% 无水 Na_2SO_4、β-谷甾醇、2% 氨基安替比林溶液、8% 铁氰化钾溶液、浓硫酸、5% $Mg(Ac)_2$ 溶液、10% α-萘酚乙醇溶液、浓 H_2SO_4、石油醚、甲酸乙酯、甲酸、5% KOH 醇溶液	玻璃棒、尺子、铅笔等 pH 试纸

五、实验过程

实验内容	实验操作步骤	实验记录
(一)乙醇总提取物的制备	取虎杖粗粉 50 g,用 90% 以上乙醇 500 mL 回流提取 2 h,合并乙醇液,减压回收乙醇至糖浆状,移入蒸发皿,水浴浓缩至无醇味,得糖浆状物。	
(二)总游离蒽醌的提取	将上述糖浆物移至三角瓶,加入 20 mL 热水,溶解,冷却后加 80 mL 乙醚,振摇后放置。 　将上述溶液倾入 500 mL 分液漏斗中,分出上层乙醚液,下层糖浆状物再用乙醚同法萃取抽提数次(100 mL、50 mL),合并乙醚液(注意将水分离干净)。乙醚液中即为总游离蒽醌,残留物中含有水溶性成分,留在下述(四)中继续分离。	

续表

实验内容	实验操作步骤	实验记录
（三）游离蒽醌的分离	（1）强酸性成分-大黄酸的分离 上述乙醚液移至分液漏斗中，用5% $NaHCO_3$ 水溶液（测定 pH 值）萃取数次（40 mL×2），合并 $NaHCO_3$ 萃取液，在搅拌下慢慢滴加浓盐酸少量，然后用 HCl 调 pH 值至2，放置，待不再析出沉淀时抽滤，水洗沉淀至中性，干燥，得深褐色粉末，为强酸性部分。 （2）中等酸性成分-大黄素的分离 经 $NaHCO_3$ 萃取过的乙醚溶液再用5% Na_2CO_3 水溶液（测定 pH 值）萃取数次（80 mL、50 mL、30 mL），直至碱水层萃取液色浅为止，合并 Na_2CO_3 萃取液，在搅拌下慢慢滴加浓盐酸少量，然后用 HCl 调 pH 值至2，放置，待不再析出沉淀时抽滤，水洗沉淀至中性，干燥称重后，加25倍丙酮重结晶，滤取结晶，称重，计算得率。 （3）弱酸性成分-大黄酚和大黄素6-甲醚的分离 经 Na_2CO_3 萃取过的乙醚溶液再用2% NaOH 水溶液（测定 pH 值）萃取数次（20 mL/次×3 次），合并 NaOH 萃取液，在搅拌下慢慢滴加浓盐酸少量，然后用 HCl 调 pH 值至2，放置，待不再析出沉淀时抽滤，水洗沉淀至中性，干燥，得黄色粉末，为弱酸性部分。 （4）中性成分-甾醇类化合物得分离 经 NaOH 萃取过的乙醚液，用水洗至中性，加4%无水 Na_2SO_4 脱水（放置过夜），回收乙醚得残留物，即为脂溶性成分 β-谷甾醇粗品。	
（四）白藜芦醇葡萄糖苷的分离	上述（二）中乙醚萃取后的残留，挥去乙醚，置烧杯中加水 100 mL，搅拌后，直火加热，煮沸并搅拌约20 min，滤过，滤渣再用同法提取2次，每次 100 mL，合并滤液，加活性炭 2 g，煮沸 15 min，趁热过滤，滤液移至蒸发皿中，水浴浓缩至 20～30 mL，移至三角瓶中，冷却后加乙醚 10 mL，置冰箱中析晶。	

续表

实验内容	实验操作步骤	实验记录
(五)成分检识	1.定性反应 (1)分别取大黄素、大黄酚少许,乙醇溶解,做如下反应。 Borntrager 反应:取试液 1 mL,滴加 2% NaOH 水溶液,观察颜色; Mg(Ac)$_2$ 试剂:取试液 1 mL,滴加 5% Mg(Ac)$_2$ 溶液 2~3 滴,观察颜色; 偶合反应:取试液 1 mL,滴加 0.5 mL 5% Na$_2$CO$_3$ 溶液后,滴入新配制的重氮化试剂 1~2 滴,观察颜色; Emerson 反应:取试液 1 mL,滴加 2% 氨基安替比林溶液及 8% 铁氰化钾溶液,观察颜色。 (2)取 β-谷甾醇少许,加 1 mL 醋酐溶解,滴加浓硫酸,观察颜色。 (3)白藜芦醇苷的显色反应。 荧光反应:将试液滴在滤纸上,在荧光灯下观察颜色; Molish 反应:取试液 1 mL,加等体积 10% α-萘酚乙醇溶液,摇匀,沿试管壁滴加 2~3 滴浓 H$_2$SO$_4$,观察两液界面颜色。 2.薄层色谱检识 吸附剂:硅胶 G 薄层板; 对照品:大黄素、大黄酚乙醇溶液; 样品:分离所得中等酸性部分、弱酸性部分的乙醇溶液; 展开剂:石油醚-甲酸乙酯-甲酸(15:7:1); 显色剂:5% KOH 醇溶液显色或氨熏显色。	

六、实验注意事项

①实验前必须预习、写出预习报告。

②实验过程中做到严谨认真、规范操作、随手记录。

③注意分液漏斗的使用,防止乳化。

七、思考题

①简述虎杖中蒽醌类成分的分离原理。

②根据薄层色谱结果分析大黄素、大黄酚的结构与 R_f 值的关系。

③在水与亲脂性有机溶剂萃取时,为什么样品中不能有醇? 说出"乙醇总提取液浓缩至无醇味"的含义。

④说出萃取操作程序及注意事项。

实验 **5**

秦皮中七叶苷、七叶内酯的提取分离和检识

实验学时:8 学时

一、实验目的

①掌握用溶剂法提取分离香豆素类成分七叶苷、七叶内酯的方法。

②学会香豆素类成分七叶苷、七叶内酯的检识方法。

③熟练掌握回流法的基本操作技术,认真观察记录实验现象,熟悉操作注意事项。

二、实验原理

1. 药材来源及功效 秦皮为木犀科植物苦枥白蜡树(*Fraxinus rhynchophylla* Hance)、白蜡树(*Fraxinus chinensis* Roxb.)、尖叶白蜡树(*Fraxinus szaboana* Lingelsh.)或宿柱白蜡树(*Fraxinus stylosa* Lingelsh.)的干燥枝皮或干皮。味苦涩,性寒。具清热燥湿、平喘止咳、凉肝明目之功效。

2. 主要成分及应用 秦皮中主要成分为七叶苷(aesculin)和七叶内酯(aesculetin)。此外,白蜡树皮还含秦皮素(fraxetin);宿柱白蜡树树皮含丁香苷(syringin)、宿柱白蜡苷(stylosin)和秦皮苷(fraxin);尖叶白蜡树树皮含东莨菪素(scopoletin)和秦皮苷等。

3. 主要成分的结构及理化性质

R＝H,七叶内酯;R＝葡萄糖,七叶苷

(1)七叶苷:白色粉末状结晶,熔点 276 ℃,易溶于热水,微溶于冷水,不溶于乙醚、三氯甲烷。

(2)七叶内酯:黄色针状结晶,熔点 276 ℃,易溶于沸乙醇及氢氧化钠溶液,可溶于乙醇和乙酸乙酯,稍溶于水,几乎不溶于乙醚、三氯甲烷。

4. 提取分离方法分析 七叶苷和七叶内酯均能溶于沸乙醇中,可用沸乙醇将二者提取出来,再利用二者在乙酸乙酯中溶解度不同使之分离。

三、预习、预试

预习

  1.认识秦皮药材的来源及功效

  2.掌握秦皮主要成分的结构及性质(性状、溶解性、酸碱性等)

  3.分析提取精制原理

  4.写出提取精制流程图

  5.如何检识

  6.操作注意事项

预试

  摸清实验条件,保证成功率。

准备

  实验用品。

四、实验用品

仪器设备	药品	试剂	其他
烧杯、回流装置、脱脂棉、玻璃漏斗、抽滤装置、试管、色谱槽、色谱板、紫外灯	秦皮、硅胶 G	95% 乙醇、甲醇、三氯甲烷、乙酸乙酯、无水硫酸钠、NaOH 溶液、盐酸羟胺甲醇溶液、1% NaOH 甲醇溶液、1% $FeCl_3$、浓盐酸、甲苯、甲酸乙酯、甲酸、浓硫酸、重氮化对硝基苯胺试液	玻璃棒、尺子、铅笔等

五、实验过程

实验内容	实验操作步骤	实验记录
（一）提取（回流法）	称取秦皮粗粉 300 g,加热,连续回流 2 h,滤过,药渣再加 95% 乙醇 400 mL,回流 1 h,再重复一次,合并滤液,减压回收乙醇至浸膏状,加蒸馏水 80 mL,加热溶解,滤过,待滤液冷却后,用三氯甲烷洗涤 2 次。	
（二）分离（萃取法）	经三氯甲烷洗涤过的水溶液,水浴加热除去残留的三氯甲烷,冷却后,用乙酸乙酯萃取,每次 50 mL,萃取 3 次,合并乙酸乙酯萃取液,加无水硫酸钠适量,放置,减压回收乙酸乙酯至干,残留物溶于温热甲醇中,再经适当浓缩后放置过夜,析出黄色结晶,滤出结晶,用甲醇反复重结晶,即得七叶内酯,测定熔点。 　将经乙酸乙酯萃取过的水溶液,水浴浓缩至适当体积,放置,析出微黄色结晶,滤过,用甲醇重结晶,即得七叶苷的白色结晶,测定熔点。	
（三）成分检识	1. 化学检识 　观察荧光:取七叶苷和七叶内酯的甲醇溶液分别滴于滤纸上,于 254 nm 的紫外灯下观察荧光颜色,然后在原斑点上滴加 1 滴 NaOH 溶液,观察荧光有何变化。 　异羟肟酸铁反应:取七叶苷和七叶内酯甲醇溶液,分别置试管中,加入盐酸羟胺甲醇溶液 2 ~ 3 滴,再加 1% NaOH 甲醇溶液 2 ~ 3 滴,水浴加热数分钟,至反应完全为止,冷却,再用 HCl 调 pH 值至 3 ~ 4,加 1% $FeCl_3$ 试液 1 ~ 2 滴,溶液呈红至紫红色。	

续表

实验内容	实验操作步骤	实验记录
(三)成分检识	2. 色谱检识(TLC) 吸附剂:硅胶 G 薄层板; 对照品:七叶苷、七叶内酯对照品乙醇溶液; 样品:自制七叶苷、七叶内酯乙醇溶液提取产品; 展开剂:甲苯-甲酸乙酯-甲酸(5:4:1); 显色:重氮化对硝基苯胺显色或于紫外灯254 nm 下观察荧光。	

六、实验注意事项

①实验前必须预习、写出预习报告。

②实验过程中做到严谨认真、规范操作、随手记录。

③规范回流法操作。

七、思考题

①提取香豆素类化合物常用的方法有哪些?

②解释薄层色谱的实验结果并简述薄层色谱的影响因素。

実验 **6**

甘草中甘草酸的提取分离和检识

实验学时:8 学时

一、实验目的

①掌握甘草酸的提取原理和方法。
②掌握甘草酸单铵盐的制备方法。
③学会以甘草酸为代表的皂苷的性质和一般检识方法。

二、实验原理

1. 药材来源及功效　甘草为豆科植物甘草(*Glycyrrhiza uralensis* Fisch.)、胀果甘草(*Glycyrrhiza inflata* Bat.)或光果甘草(*Glycyrrhiza glabra* L.)的干燥根及根茎。甘草具有补脾益气、清热解毒、祛痰止咳、缓急止痛、调和诸药的功效,是常用中药之一,主治脾胃虚弱、倦怠乏力、心悸气短、咳嗽痰多、痈肿疮毒等症。近年研究表明,甘草具有较强的抗溃疡、抗炎、抗变态反应作用,临床上也用于治疗和预防肝炎。此外,尚有抗肿瘤和抑制艾滋病病毒等作用。

2. 主要成分及应用　甘草的主要成分是甘草皂苷(glycyrrhizin),又称甘草酸(glycyrrhizic acid),由于有甜味,又称甘草甜素,其苷元称为甘草次酸。除含有甘草酸和甘草次酸外,甘草中还含有乌拉尔甘草皂苷 A、B(uralsaponin A、B)和甘草皂苷 A_3、B_2、C_2、D_3、E_2、F_3、G_2、H_2、J_2、K_2 及多种游离三萜类化合物。此外,尚含有多种黄酮类化合物,目前已分离出的黄酮类化合物有 70 余种,其中游离者 50 多个,黄酮苷类近 20 种。

3. 主要成分的结构及理化性质

甘草酸:由甘草次酸(glycyrrhetinic acid)及 2 分子葡萄糖醛酸所组成。由冰乙酸中结晶出的甘草皂苷为无色柱状结晶,熔点约 220 ℃(分解),$[\alpha]_D^{27}$ +46.20,易溶于热稀乙醇,几乎不溶于无水乙醇或乙醚。其水溶液有微弱的起泡性及溶血性。

甘草皂苷与 5% H_2SO_4 在加压、110 ~ 120 ℃条件下水解,生成 2 分子葡萄糖醛酸及 1 分子甘草次酸。

4. 提取分离方法分析

(1)甘草皂苷可以钾盐或钙盐形式存

甘草酸

在于甘草中,其盐易溶于水,于水溶液中加稀酸即可析出游离的甘草酸。这种沉淀又极易溶于稀氨水中,故可作为甘草皂苷的提制方法。

（2）甘草酸粗品在冷热乙醇中溶解差别大,进行纯化。制得甘草酸单铵盐后再用乙醇重结晶。

（3）通过化学法、色谱法进行检识。

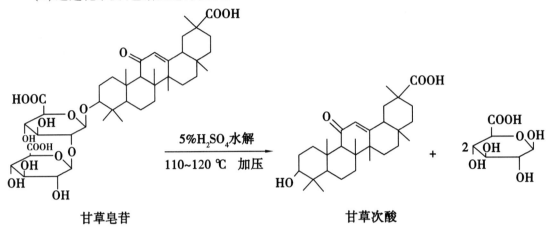

三、预习、预试

预习

1. 认识甘草药材的来源及功效

2. 掌握甘草主要成分的结构及性质（性状、溶解性、酸碱性等）

3. 分析提取精制原理

4. 写出提取精制流程图

---

5. 如何检识
6. 操作注意事项

预试
摸清实验条件,保证成功率。

准备
实验用品。

四、实验用品

仪器设备	药品	试剂	其他
烧杯、电炉、脱脂棉、玻璃漏斗、抽滤装置、色谱槽、色谱板、试管、紫外灯	甘草、硅胶 G	乙醇、浓氨水、冰醋酸、浓硫酸、四氯化碳、醋酐、正丁醇、0.1%甲紫乙醇溶液	玻璃棒、尺子、铅笔等

五、实验过程

实验内容	实验操作步骤	实验记录
(一)甘草酸粗品的提取(煎煮法)	取甘草粗粉 100 g,分别用 10 倍、8 倍量水煮沸 30~40 min,脱脂棉滤过,合并滤液,浓缩至 80~100 mL,冷却,搅拌下加浓硫酸至不再析出甘草酸黏性沉淀为止。倾出上清液,棕色黏性沉淀用水洗涤数次,即得甘草酸粗品(干燥器内室温干燥,称重)。	

续表

实验内容	实验操作步骤	实验记录
（二）甘草酸铵的制备（结晶法）	将上述甘草酸粗品称重后加 3.5～4 倍量 95% 乙醇浸泡 0.5 h,抽滤,滤渣加 3 倍量 80% 乙醇回流 0.5 h,滤液冷却后加浓氨水(边加边搅拌)调 pH 值至 8,减压回收乙醇至糖浆状,趁热加入等体积冰醋酸浸泡洗涤,即得甘草酸单铵盐粗品。 　　甘草酸单铵盐粗品称重后,用 70%～80% 乙醇重结晶,称重,计算得率。	
（三）成分检识	1. 化学检识 　　泡沫实验:取单铵盐水溶液 2 mL,置试管中,用力振摇,放置 10 min,观察泡沫; 　　醋酐-浓硫酸(Lieberman-Burchard)反应:取甘草酸单铵盐少许,加醋酐适量溶解,再沿管壁加少量浓硫酸,观察颜色变化。 　　2. 色谱检识(TLC) 　　对照品:甘草酸单铵盐对照品 60% 乙醇溶液; 　　样品:自制甘草酸单铵盐 60% 乙醇溶液; 　　吸附剂:硅胶 G 薄层板; 　　展开剂:正丁醇-醋酸-水(6:1:3上层液); 　　显色剂:喷 1% 碘的四氯化碳溶液,显黄色斑点,4 min 后再喷 0.1% 甲紫乙醇溶液,显紫色。	

六、实验注意事项

①实验前必须预习、写出预习报告。
②实验过程中做到严谨认真、规范操作、随手记录。
③煎煮法提取时,注意保持微沸,温度不宜太高。
④结晶法溶解时,应间歇加热,切忌温度过高,趁热过滤时速度要快、温度要高。

七、思考题

①提取甘草酸还有哪些方法?
②如何鉴别中草药中的皂苷? 如何区别甾体皂苷和三萜皂苷?

实验 **7**

黄柏中盐酸小檗碱的提取分离和检识

实验学时:8 学时

一、实验目的

①掌握从黄柏中提取小檗碱的原理和方法。
②掌握小檗碱的结构,学会小檗碱的检识方法。
③学会用色谱法和化学法检识小檗碱,能综合分析实验结果、得出合理结论。
④熟练掌握浸渍法、沉淀法、结晶法在提取分离、精制中的基本操作技术。认真观察记录实验现象,熟悉操作注意事项。

二、实验原理

1. 药材来源及功效　黄柏为芸香科植物黄皮树(*Phellodendron chinense* Schneid.)的干燥树皮,习称"川黄柏"。味苦,性寒。能清热燥湿、泻火解毒,退虚热。

2. 主要成分及应用　黄柏中主要成分为小檗碱(berberine),含量 1.4% ~ 4%,另含黄柏碱(phellodendrine)、药根碱(jatrorrhizine)、掌叶防己碱(palmatine)、木兰花碱(magnoflorine)。此外,尚含有黄柏内酯(obaculactone)、黄柏酮(obacunone)等。小檗碱是一种常用抗菌药,对痢疾、肠炎、上呼吸道感染等疾病均有良好疗效。

3. 主要成分的结构及理化性质

小檗碱:自水或稀乙醇中析出的小檗碱为黄色针状结晶,含 5.5 分子结晶水,100 ℃干燥后仍能保留 2.5 分子结晶水,加热至 110 ℃变为黄棕色,于 160 ℃分解。盐酸小檗碱为黄色小针状结晶。

小檗碱属季铵型生物碱,可离子化而呈强碱性,pKa 值为 11.5。
游离小檗碱能缓缓溶解于冷水中(1:20),易溶于热水或热乙醇,在冷乙醇中溶解度不大

（1:100）；难溶于苯、三氯甲烷、丙酮等有机溶剂；但能与三氯甲烷、丙酮、苯在碱性条件下形成加成物。

小檗碱盐酸盐在水中溶解度较小（1:500），较易溶于沸水，难溶于乙醇；小檗碱硫酸盐和磷酸盐在水中的溶解度较大，分别为 1:30 和 1:15。

小檗碱与大分子有机酸结合的盐在水中的溶解度都很小。因此，当黄连与甘草、黄芩、大黄等中药配伍时，在煮提过程中，由于小檗碱能与甘草酸、黄芩苷、大黄鞣质等酸性物质形成难溶于水的盐或复合物而析出。这是在中药制药工艺研究中应注意的问题。

4. 提取分离方法分析　本实验根据小檗碱的盐酸盐在水中溶解度较小（1:500），而小檗碱的硫酸盐在水中溶解度较大（1:30）的性质，首先将植物原料用稀硫酸溶液浸泡或渗漉，将植物中的小檗碱转变成硫酸盐溶出，然后再使其转化为盐酸盐，结合盐析法，制得盐酸小檗碱。

三、预习、预试

预习

　1. 认识黄柏药材的来源及功效

　2. 掌握黄柏所含主要成分的结构及性质（性状、溶解性、酸碱性等）

　3. 分析提取精制原理

　4. 写出提取精制流程图

　5. 如何检识

　6. 操作注意事项

预试

　摸清实验条件，保证成功率。

准备

　实验用品。

四、实验用品

仪器设备	药品	试剂	其他
烧杯、脱脂棉、玻璃漏斗、抽滤装置、试管、色谱缸、色谱用滤纸、紫外灯	黄柏、锌粉	0.2%~0.3%硫酸水溶液、石灰乳、浓盐酸、氯化钠、丙酮、正丁醇、醋酸	玻璃棒、pH 试纸等

五、实验过程

实验内容	实验操作步骤	实验记录
(一)提取(浸渍法)	取黄柏粗粉100 g,加入10 倍量0.2%~0.3%硫酸水溶液浸泡24 h,用纱布过滤(如工业生产应反复浸泡几次)。滤液加石灰乳混悬液调 pH 值至12,静置30 min,抽滤,滤液用浓盐酸调 pH 值至2~3,再加入滤液量6%~8%(W/V)的固体氯化钠,搅拌使其完全溶解,放置过夜,抽滤,得盐酸小檗碱粗品。	
(二)精制(结晶法)	将所得粗品(湿品)称重,放入小烧杯中,加30 倍量热水,趁热加石灰乳上清液调 pH 值至8.5~9,趁热抽滤,滤液滴加浓盐酸,调 pH 值至2,放置过夜,滤取结晶,60 ℃以下干燥,称重,即得精制的盐酸小檗碱精品。	
(三)成分检识	1.定性检识 　　取盐酸小檗碱少许,加蒸馏水溶解,做如下反应: 　　取试液1 mL,加锌粒少许,再加浓硫酸数滴,观察现象; 　　取试液1 mL,加氢氧化钠试剂2~3 滴,再加丙酮数滴,观察现象; 　　取试液1 mL,滴加稀盐酸数滴,再加漂白粉少许,观察现象。 2.纸色谱检识 支持剂:新华滤纸(中速); 对照品:盐酸小檗碱对照品乙醇溶液; 样品:精制盐酸小檗碱乙醇溶液; 展开剂:正丁醇-醋酸-水(7:2:1上层液); 显色:紫外灯下观察。	

六、实验注意事项

①实验前必须预习、写出预习报告。
②实验过程中做到严谨认真、规范操作、随手记录。

七、思考题

①提取小檗碱还可选用哪些药材？常用的提取方法有几种？
②简述纸色谱的影响因素。

实验 8

防己中生物碱的提取分离和检识

实验学时:8 学时

一、实验目的

①掌握叔铵型生物碱与季铵型生物碱、脂溶性酚性生物碱及非酚性生物碱的提取分离方法。

②学会用氧化铝柱色谱法分离汉防己甲、乙素。

③熟悉生物碱的一般理化性质、结构与性质的关系,学会各种检识方法。

二、实验原理

1. 药材来源及功效 防己系防己科植物粉防己(*Stephania terandra* S. Moore)的干燥根,又名倒地拱、百木香。防己味苦、辛,性寒;具有祛风湿、止痛、利水消肿、泻下焦湿热、祛风止痛等功效,是一种解热镇痛药,用以治疗神经痛、关节炎及毒蛇咬伤等。现代药理实验研究表明,防己总生物碱具有镇痛、消炎、降压、肌肉松弛以及抗菌、抗肿瘤作用。其中汉防己甲素作用最强,乙素镇痛作用只有甲素的一半。近年研究表明,汉防己甲素对肺纤维化及高血压、心绞痛等病症有良好疗效。

2. 主要成分及应用 防己的有效成分是生物碱,其总碱含量为5% ~ 2.3%,主要是粉防己碱(tetrandrine,亦称汉防己甲素)和防己诺林碱(fangchinoline,亦称汉防己乙素),前者抗风湿及镇痛作用均强于后者,二者的季铵化合物有肌肉松弛作用。此外,还含有轮环藤酚碱(cyclanoline)、汉防己丙素等。

3. 主要成分的结构及理化性质

(1)粉防己碱:为无色针晶,丙酮中结晶有双熔点(126 ~ 127 ℃/217 ~ 218 ℃,即结晶测至126 ~ 127 ℃熔融,继续加热于153 ℃固化,温度上升至217 ~ 218 ℃复融化);不溶于水、石油醚,易溶于甲醇、乙醇、丙酮、三氯甲烷、苯等有机溶剂及稀酸水溶液。

(2)防己诺林碱:为无色针晶,丙酮中结晶有双熔点(134 ~ 136 ℃/238 ~ 240 ℃),溶解度与汉防己甲素相似,但极性稍大,不溶于水和苯,易溶于三氯甲烷,溶于甲醇、乙醇,且具有隐性酚羟基,故不溶于苛性钠溶液。

(3)轮环藤酚碱:水溶性酚性季胺碱,为无色正八面体或针状结晶,熔点211 ~ 212 ℃(分解),易溶于水、甲醇、乙醇,难溶于苯、乙醚等非极性溶剂。

R=CH₃为汉防己甲素；R=H为汉防己乙素

4. 提取分离方法分析

（1）根据一般生物碱的亲脂性通性及季胺型生物碱易溶于水、不溶于有机溶剂的特性，进行提取分离。

（2）利用汉防己甲、乙素结构上的差别，用吸附柱色谱分离二者。

（3）利用季铵碱可与雷氏铵盐产生沉淀的性质，使其与其他水溶性成分分离。

三、预习、预试

预习
1. 认识防己药材的来源及功效
2. 掌握防己主要成分的结构及性质（性状、溶解性、酸碱性等）
3. 分析提取精制原理
4. 写出提取精制流程图
5. 如何检识
6. 操作注意事项

预试
摸清实验条件，保证成功率。

准备
实验用品。

四、实验用品

仪器设备	药品	试剂	其他
回流装置、水浴锅、电炉、脱脂棉、烧杯、分液漏斗、玻璃漏斗、抽滤装置、试管、色谱柱、紫外灯	防己、镁粉、中性氧化铝、无水硫酸钠、氯化铵、硅胶G	乙醇、盐酸、三氯甲烷、浓氨水、浓硫酸、稀硫酸、2% NaOH水溶液、改良碘化铋钾试剂、2%雷氏铵盐水溶液、丙酮、10% BaCl$_2$溶液	玻璃棒、尺子、铅笔等

五、实验过程

实验内容	实验操作步骤	实验记录
(一)总生物碱的提取(回流法)	称取防己粗粉50 g,用80%以上的乙醇回流提取三次(第一次300 mL,1 h;第二、三次均加200 mL,各30 min),合并提取液,减压回收乙醇至小体积,移入蒸发皿,水浴浓缩至无醇味,得糖浆状物。	
(二)亲脂性生物碱与水溶性生物碱的分离(萃取法)	在上述糖浆物中加入1%盐酸约60 mL,充分搅拌使生物碱溶解,放置,抽滤,滤渣用酸水洗涤数次后弃去。 　　滤液合并,移至500 mL分液漏斗中,加60 mL三氯甲烷,再滴加浓氨水调pH值至9~10,边调边振摇萃取,分取三氯甲烷层,氨水层再用新三氯甲烷萃取数次,至三氯甲烷层中生物碱反应不明显为止(取三氯甲烷液滴在滤纸上,碘化铋钾(Drangedorff)试剂显色不明显为止),合并三氯甲烷液即为亲脂性生物碱的提取液。 　　碱水层即为水溶性生物碱提取液。三氯甲烷层和碱水层分别按下述处理。	
(三)亲脂性生物碱中酚性碱与非酚性碱的分离(萃取法)	将上述三氯甲烷液置于500 mL或1 000 mL分液漏斗中,用2% NaOH水溶液萃取数次,至碱水液色浅为止,示酚性脂溶性生物碱已基本被萃取到NaOH层,合并NaOH层: 　　①将剩余三氯甲烷层用蒸馏水洗至中性,加无水硫酸钠脱水,放置过夜,回收三氯甲烷,残留物抽松,即得非酚性亲脂性生物碱; 　　②将合并的NaOH萃取液取出少量,加盐酸酸化后,试生物碱反应。若反应微弱,弃去;若反应明显,则加入固体氯化铵调pH值至9,然后用CHCl$_3$萃取数次,至生物碱反应极弱为止,合并CHCl$_3$液,水洗至中性,脱水,回收CHCl$_3$,即得粗酚性亲脂性生物碱。	

续表

实验内容	实验操作步骤	实验记录
（四）非酚性碱中汉防己甲素和汉防己乙素的分离纯化（色谱分离）	1．柱色谱 吸附剂：中性氧化铝 300～200 目，Ⅱ～Ⅲ级； 装柱：湿法装柱（取中性氧化铝 30 g 于烧杯中，加入环己烷一定量润湿，搅匀，打开色谱柱活塞，将吸附剂缓缓倒入柱内，待其自然沉降后，柱顶留 5 cm 左右环己烷，关闭活塞，平衡 10 min）； 上样：拌样上柱（取非酚性亲脂性生物碱抽松物 0.1 g 用少量三氯甲烷溶解，与 0.5 g 氧化铝拌样，使溶剂挥干）。将样品加于柱顶； 洗脱剂：倒入洗脱剂环己烷：丙酮（7:6），打开活塞，流速控制在 2 mL/min，收集各流份（10 mL/份）。 每份回收溶剂至小体积，用硅胶 G 薄层色谱检查，合并相同组分，回收溶剂至干，分别用丙酮重结晶得精品。 2．薄层色谱 对照品：汉防己甲素、汉防己乙素； 样品：各流份； 展开剂：$CHCl_3$-Me_2CO（1:1）（浓氨水饱和 15 min）； 显色剂：改良碘化铋钾试剂。	
（五）季铵型生物碱的分离纯化	将上述（二）中的碱水层加盐酸调 pH 值至 3～4，滤过，滤液加 2% 雷氏铵盐水溶液，至溶液不再产生沉淀，滤取沉淀，用少量水洗涤，抽干，于 70 ℃ 左右干燥。此沉淀称重后用 20 倍量丙酮溶解，滤去不溶物，丙酮溶液中加入 0.6% Ag_2SO_4 溶液至不再产生沉淀，放置滤过，滤液回收大部分丙酮，放冷（如有沉淀物再滤过），小心加入与 Ag_2SO_4 等摩尔的 10% $BaCl_2$ 溶液，放置滤过，滤液转入蒸发皿中，水浴浓缩至小体积，趁热转入小三角瓶中，放置析晶，滤取粗晶，再以水重结晶，得轮环藤酚碱盐酸盐精品。	
（六）成分检识	取甲素（或乙素）溶于 1% 稀盐酸中，分置 5 支试管中，加下列试剂 1～3 滴，观察现象： 碘化铋钾试剂反应； 碘化汞钾试剂反应； 碘-碘化钾试剂反应； 苦味酸试剂反应； 硅钨酸试剂反应。	

六、实验注意事项

①实验前必须预习、写出预习报告。
②实验过程中做到严谨认真、规范操作、随手记录。

七、思考题

①本实验中各种生物碱的分离原理是什么？
②解释实验中柱色谱和薄层色谱结果。

实验 9

挥发油的提取和检识

实验学时:4 学时

一、实验目的

①掌握挥发油的提取及含量测定方法。
②学会挥发油的一般检识方法。
③熟练掌握水蒸气蒸馏法的基本操作技术,熟悉操作注意事项,认真观察记录实验现象。

二、实验原理

利用挥发油的性质,采用水蒸气蒸馏或共水蒸馏法提取挥发油。挥发油的组成较复杂,多半是由脂肪族、萜类和芳香族类以及它们的含氧衍生物组成,如烷烃、烯烃、醇、酚、醚、醛、酮、羧酸、酯等物,因此可以利用各种特征官能团的特性检识挥发油的组成。

三、预习、预试

预习

1. 认识药材的来源及功效

2. 掌握主要成分的结构及性质(性状、溶解性、酸碱性等)

3. 分析提取精制原理

4.写出提取精制流程图
5.如何检识
6.操作注意事项

预试
摸清实验条件,保证成功率。

准备
实验用品。

四、实验用品

仪器设备	药品	试剂	其他
水蒸气蒸馏装置、挥发油测定器、折光仪、滤纸	药材、油脂	三氯化铁试剂、5%香草醛-浓硫酸试剂	玻璃棒等

五、实验过程

实验内容	实验操作步骤	实验记录
(一)挥发油的提取及含量测定(蒸馏法)	称取含挥发油药材适量(200~300 g,含油率1%左右),置蒸馏瓶内,加适量水浸泡,连接挥发油测定器,然后自冷凝管测定器的刻度部分添加蒸馏水到水溢入烧瓶为止,电炉加热至沸腾,并保持微沸约5 h,至测定器中的油量不再增加,停止加热。 　　放置片刻后,打开测定器下端的活塞,将水缓缓放出,至油层端到零刻度线上层5 mm处为止,放置1 h,再开启活塞使油层下降至零刻度线,读取挥发油量并换算成百分含量。	

续表

实验内容	实验操作步骤	实验记录
（二）挥发油的定性反应（点滴反应）	①观察挥发油的性状，闻挥发油的气味，测折光率； ②将挥发油和油脂分别滴在纸上，加热观察现象； ③三氯化铁试剂反应； ④5%香草醛-浓硫酸试剂反应。	

六、实验注意事项

①实验前必须预习、写出预习报告。

②实验过程中做到严谨认真、规范操作、随手记录。

七、思考题

常用的提取挥发油的主要方法有哪些？各自的适用范围及优缺点是什么？

实验 **10**
天然药物化学成分预试验

实验学时:4 学时

一、实验目的

①掌握天然药物主要化学成分预试验的基本方法。
②能够根据检出反应的结果初步判断天然药物中所含化学成分的主要类型。
③学会记录预试验结果,正确书写实验报告。

二、实验原理

利用天然药物中各类化学成分的溶解度不同,分别用不同极性的溶剂对天然药物进行提取以制备预试验供试液,再选择简便、快速的化学检识试剂对预试验供试液进行化学成分类型检识,达到大致了解未知天然药物粉末中所含化学成分类型的目的,为进一步选择适当的提取和分离方法提供依据。

三、预习、预试

预习
1. 认识天然药物来源及功效
2. 掌握天然药物主要成分的结构及性质(性状、溶解性、酸碱性等)
3. 预试验的方法与原理

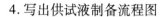

续表

4. 写出供试液制备流程图
5. 如何检识
6. 操作注意事项
7. 预试验结果判断

预试
摸清实验条件,保证成功率。

准备
实验用品。

四、实验用品

仪器设备	药品	试剂	其他
回流装置、抽滤装置、加热提取装置、试管、试管架、荧光灯、浸渍提取装置、烧杯、萃取分离装置、水浴锅、点滴板	天然药物原料（粗粉）	蒸馏水、乙醇、乙酸乙酯、石油醚、水提取液检识试剂（约 11 项）、醇提取液检识试剂（约 16 项）、石油醚提取液检识试剂（约 3 项）	pH 试纸、滤纸等

五、实验过程

实验内容	实验操作步骤	实验记录
（一）供试液的制备	1. 水提取供试液的制备 适宜的药材粗粉 10 g,加 10 倍量水,按煎煮法要求操作,间歇加热提取约 30 min,滤过,得水供试液,可供检查糖、苷类(黄酮苷、蒽醌苷、香豆素苷、强心苷、皂苷等)、生物碱盐、水溶性生物碱、氨基酸、肽类、蛋白质、酚类、鞣质、有机酸等成分。 2. 乙醇提取供试液的制备 选取适宜的药材粗粉 10g,加 95% 乙醇 100 mL,按回流提取法要求操作,水浴回流约 40 min,滤过,滤液回收乙醇至无醇味,将浓缩液分为两份: (1)一份以适量乙醇溶解,滤过,得乙醇供试液 A,可供配合检查黄酮类、蒽醌类、香豆素类、内酯、生物碱、强心苷、皂苷、萜类、甾体等大多数成分。 (2)另一份加 20 mL 乙酸乙酯混溶(乙醇供试液 B): ①再分次加 2% 的盐酸(10 mL、5 mL)萃取,分出酸水层,可供检查生物碱类成分; ②乙酸乙酯层分次加 5% NaOH(10 mL、5 mL)萃取,分出碱水层,可供检查黄酮、蒽醌、有机酸、酸性皂苷、鞣质、酚类等酚酸性成分; ③萃取后的乙酸乙酯层为中性部分,水浴蒸干,残留物用适量乙醇溶解,可供检查中性皂苷、强心苷、香豆素、内酯、萜类等成分。 3. 石油醚提取供试液的制备 取药材粗粉 5 g,加石油醚约 30 mL,回流提取约 1 h,滤过,滤液供检查挥发油、萜类、甾体及油脂等。	
（二）检识	1. 水提取供试液 水提取供试液可能含有的化学成分类型:氨基酸、肽类、蛋白质、糖、酚类、鞣质、有机酸、苷类(黄酮苷、香豆素苷、蒽醌苷、强心苷、皂苷)、生物碱盐、水溶性生物碱等。	

续表

实验内容	实验操作步骤	实验记录
（二）检识	①Molisch 反应：试样 1 mL 置于小试管中，滴加 10% α-萘酚乙醇溶液 1~2 滴，振摇，倾斜试管，沿管壁加入浓 H_2SO_4 0.5 mL，试样中若有糖、苷存在，则两液交界处会出现紫色环； ②Fehling 反应：使用时，先将甲、乙两试剂（甲为硫酸铜溶液，乙为酒石酸钾钠与氧化钠的水溶液）混合成深蓝色溶液，取其 0.5 mL 加入待检试样液中，置水浴上加热 2~3 min，若有还原糖存在时将产生砖红色或黄色沉淀； ③pH 试纸检查：取试样滴于 pH 试纸，如呈酸性，则指示试液中可能含有游离酸或酚性化合物； ④溴甲酚绿试验：取试样点于滤纸片上，喷洒 0.1% 溴甲酚绿溶液，立即在蓝色的背景上显黄色斑点，可能含有有机酸； ⑤$FeCl_3$ 试验：取试液 1 mL，滴加 1% $FeCl_3$ 试剂 1~2 滴，若结构中有酚羟基，则立即显蓝、绿、蓝黑或暗褐色，甚至有沉淀产生（若检液为碱性，可加醋酸，酸化后再加 $FeCl_3$），鞣质成分常常易被水浸出，所以若水浸液中 $FeCl_3$ 阳性反应，则指示鞣质存在的可能性大； ⑥明胶试验：若 $FeCl_3$ 阳性反应，续做本项检查。取试样 1 mL，加入明胶试剂 2~3 滴，若产生白色沉淀或浑浊，指示为鞣质的反应；若不产生白色沉淀或浑浊，可能为其他非鞣质的酚性成分，如水溶性的黄酮类、生物碱类、蒽醌类、香豆素类等，有待进一步检查； ⑦茚三酮试验：取试样 1 mL，于试管中加入 0.2% 茚三酮的乙醇溶液后，在沸水浴上加热 5 min，冷却后，如有蓝色或蓝紫色反应，表明有氨基酸、多肽或蛋白质； ⑧双缩脲反应：茚三酮反应若呈阳性，续做本项试验。取试样 0.5 mL，加入 1% 氢氧化钠溶液 1~2 滴，摇匀，滴加 1% $CuSO_4$ 试液，随加随摇匀，观察颜色反应，如呈紫色、红紫色，表明含多肽或蛋白质；	

实验内容	实验操作步骤	实验记录
（二）检识	⑨泡沫试验:取试样 1 ~ 2 mL 于试管中,用手指堵住管口用力振摇 2 min,若产生多量泡沫,放置 10 min,若泡沫没有显著消失,即表明含有皂苷(高级脂肪酸的盐发泡显著,长时间不消失,但天然存在的高级脂肪酸盐不及皂苷广泛);蛋白质和黏液质也能起泡沫,但经放置后,泡沫明显减少或消失; ⑩醋酐-浓硫酸试验:若泡沫试验阳性,续做本项检查。取试液 2 滴于点滴板,挥干溶剂,加入冰乙酸 2 滴,加醋酐-浓硫酸(20:1)2 滴,观察颜色变化。结合泡沫试验,若产生黄、红、蓝、紫、绿等颜色变化,最后褪色,则表示可能含有甾体皂苷;若产生黄、红、蓝等变化,则可能含有三萜皂苷; ⑪雷氏铵盐试验:取试样 1 mL,调 pH 值至 3 ~ 4,加 2% 雷氏铵盐试剂数滴,生成黄红色沉淀者为阳性反应,表示可能含有水溶性生物碱。 2. 乙醇提取供试液 (1)乙醇供试液 A 可能含有的化学成分类型:生物碱、黄酮、蒽醌、香豆素、内酯、萜类、甾体、强心苷、皂苷、单糖、氨基酸、鞣质等。 ①FeCl₃、溴甲酚绿试验方法参考水提液部分方法; ②盐酸-镁粉反应:取试液 1 mL,镁粉少量与浓盐酸 4 ~ 5 滴,必要时水浴加热数分钟,溶液如变成红至紫红色,则指示含有游离黄酮类或黄酮苷。此项检查需做对照试验,取试样 1 mL,不加镁粉,仅加浓盐酸,若仍产生红色,说明试样中可能含有花青素或查耳酮类,而不一定含有游离黄酮类或黄酮苷; ③三氯化铝试验:将试样点在纸片上,喷洒三氯化铝的乙醇溶液,干燥后呈黄色斑点,在紫外光下观察,呈显著的黄色荧光,显示可能含有黄酮类; ④10% KOH 液试验:将试样几滴重复点于滤纸片,干后喷洒 10% KOH 水溶液,如呈黄橙或红色荧光,则可能含蒽醌类。若在试管中进行也可得到同样的结果。取试样 1 mL,加入 10% KOH 溶液 1 mL,即呈红紫色,并有呈蓝色者,表示可能有羟基蒽醌或其苷存在;	

续表

实验内容	实验操作步骤	实验记录
（二）检识	⑤醋酸镁试验：将试样点在滤纸上，喷洒0.5%醋酸镁甲醇液，如呈橙红色或紫色（颜色随羟基位置及数目而定），说明有羟基蒽醌存在。若无上述颜色反应，可将滤纸放在紫外灯下观察荧光，若产生天蓝色荧光，则指示有二氢黄酮或二氢黄酮醇存在；若产生黄色或黄绿色荧光，则指示有黄酮或黄酮醇类存在。 （2）乙醇供试液B。 1）酸水供试液的检查：生物碱类。 ①碘化铋钾试验：取试样1 mL，加碘化铋钾试剂1~2滴，生成棕黄至棕红色者为阳性反应，指示可能有生物碱存在； ②碘化汞钾试验：上述试验阳性者，续做本项检查。取试样1 mL，加碘化汞钾试剂1~2滴，出现白色或类白色沉淀者为阳性反应，表示可能有生物碱存在。此沉淀可溶于10% HCl中； ③硅钨酸试验：上述试验阳性者，续做本项检查。取试样1 mL，加硅钨酸试剂1~2滴，生成褐色或暗褐色沉淀者为阳性反应，指示可能有生物碱存在； ④苦味酸试验：上述试验阳性者，续做本项检查。取试样的中性水溶液，加苦味酸饱和水溶液1滴，生成黄色沉淀者表示可能有生物碱存在。苦味酸试剂与生物碱的反应需在中性条件或微酸性条件下进行，若在强酸性条件下，苦味酸本身形成沉淀。 2）碱性供试液的检查：黄酮、蒽醌、有机酸、酸性皂苷、鞣质、酚类等酚酸性成分。 3）中性供试液的检查：中性皂苷、强心苷、香豆素、内酯、萜类等成分。 ①开环闭环反应：将试样1 mL滴于试管中，加入1% NaOH溶液2 mL，于沸水浴中加热3~4 min，溶液要比未加热之前澄清得多，加入2%盐酸酸化后，溶液又变混浊，说明可能存在内酯结构的化合物。但应注意酚性化合物及有机酸的存在同样有此现象，所以需要综合分析；	

实验内容	实验操作步骤	实验记录
（二）检识	②异羟肟酸铁试验：取试液 1 mL，加 7% 盐酸羟胺试液 2～3 滴与 10% 氢氧化钠甲醇试液 2～3 滴，沸水浴加热数分钟，放冷，加稀盐酸调 pH 至 3～4，加 1% 三氯化铁乙醇试液 1～2 滴，溶液若呈橙红或紫红色，指示可能含有酯、内酯或酰胺类； ③荧光试验：取试样 1 滴于滤纸片上晾干，若在日光或紫外灯下观察，显天蓝荧光。再喷雾 1% 氢氧化钾试液，荧光加强，显示可能含有香豆素类； ④4-氨基安替比林-铁氰化钾反应：将试样滴于滤纸上，先喷洒 2% 4-氨基安替比林，再喷洒 8% 铁氰化钾水溶液，用氨气显橙红或深红色斑点为阳性反应，指示可能含有酚羟基对位无取代基的化合物存在； ⑤碱性 3,5-二硝基苯甲酸试验：取试样 1 mL，加新配制的碱性 3,5-二硝基苯甲酸试液数滴，若产生紫红色，则指示可能含有甲型强心苷类； ⑥三氯化铁-冰乙酸试验：取试样 1 mL，水浴上蒸干，残留物用 0.5 mL 含三氯化铁的冰乙酸试液溶解，沿管壁加 1 mL 的浓硫酸，若两液层的交界面呈色，冰乙酸层呈蓝色或绿色，则指示成分结构中可能含有 2 去氧糖； ⑦醋酐-浓硫酸试验：上述⑤、⑥项阳性的情况下，续做本项检查。取试液 2 滴于点滴板挥干溶剂，加入冰乙酸 2 滴，加醋酐-浓硫酸（20∶1）2 滴，若产生黄、红、蓝、紫、绿等颜色变化，最后褪色，指示可能含有强心苷类。 3. 石油醚提取供试液 石油醚提取供试液可能含有的化学成分类型：挥发油、萜类、甾体及脂肪类等。 ①油斑试验：将石油醚提取液滴于滤纸上，在空气中能挥发，可能为挥发油，如果出现持久性的透明油斑，则可能为油脂； ②醋酐-浓硫酸反应：方法同上，若颜色变化为绿色，则指示为甾体母核的反应，植物中含甾体母核的成分较多，如皂苷、甾醇、甾体生物碱等；若有颜色变化，但最后未呈现绿色，则可能含三萜类；	

续表

实验内容	实验操作步骤	实验记录
（二）检识	③25％磷钼酸乙醇溶液：石油醚溶液点在滤纸片上，喷洒试剂后，15～118 ℃烘箱中放 2 min，对油脂、三萜及甾醇（有不饱和双键的）等能使试剂还原成钼蓝而呈蓝色，背景为黄绿色或草蓝青色。	

六、实验注意事项

①在做天然药物化学成分预试验前，首先须熟悉天然药物主要结构类型的性质、检识反应，明确在天然药物提取分离的过程中，水提取液、醇提取液、石油醚提取液各部分所含的化学成分，对试验结果应综合进行判断。

②检识反应时，如反应液因颜色深而难以判断，则可将反应液用适当溶剂稀释后再观察，或将反应液滴在滤纸片上观察。

③若因成分间相互干扰难以正确判断检出反应结果时，可进一步处理供试液，使各成分尽量分离。如反应液中成分含量太低时，可加大供试液用量，并适当浓缩，再做检识反应，必要时可做色谱检识。

④试验的结果只能作为参考，因为有些反应为几类成分所共有的，有时由于成分间的相互干扰导致结果不明显或不正确，这时可通过该成分的溶解度及色谱行为给予综合性判断。在分析判断可能含有的化学成分类型时，不能仅凭一个方面的反应就下结论，应结合提取分离方法等多方面进行综合分析。

⑤要注意检识反应的假阳性或假阴性现象，必要时做对照实验。

七、思考题

①预试验供试液制备的原理是什么？

②天然药物化学成分预试验有何意义？

③在判断预试验结果时应注意哪些问题？预试验过程中，如何避免出现一些假阳性反应？

④某天然药物水提取供试液，检识反应结果显示：碘化汞钾（＋）、碘化铋钾（＋）、硅钨酸（＋）、茚三酮（＋）、双缩脲反应（－）、（α-萘酚反应（＋）、斐林氏反应（－）、$FeCl_3$ 反应（＋）、泡沫试验（－）。根据预试验结果判断该天然药物的水提取液中可能含有的化学成分类型。

附　录

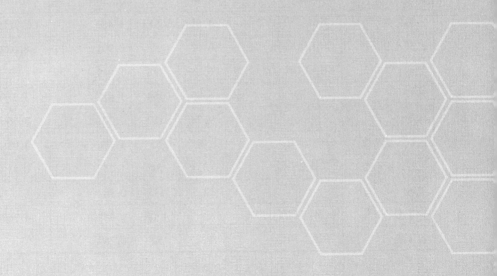

附录 1

常用溶剂的性质

溶剂名称与结构		介电常数	沸点/℃	比重(20℃)	溶解度(20~25℃)	
名称	结构				溶剂在水中	水在溶剂中
石油醚	主要成分为戊烷、己烷	1.80	60~90 30~60	0.625~0.660	不溶	不溶
正己烷		1.89	69	0.659	0.00095%	0.0111%
环己烷		2.02	81	0.779	0.010%	0.0055%
二氧六环		2.21	101	1.033	任意混溶	
四氯化碳	CCl_4	2.24	77	1.595	0.077%	0.010%
苯		2.29	80	0.879	0.178%	0.063%
甲苯		2.37	111	0.867	0.1515%	0.0334%
间二甲苯		2.38	139	0.868(D15)	0.0196%	0.0402%
二硫化碳	CS_2	2.64	46	1.264	0.294%	<0.005%
乙醚	$C_2H_5OC_2H_5$	4.34	35	0.714	6.04%	1.468%
三氯甲烷	$CHCl_3$	4.81	61	1.480	0.815%	0.072%
乙酸乙酯	$CH_3COOC_2H_5$	6.02	77	0.901	8.08%	2.94%
醋酸	CH_3COOH	6.15	118	1.049	任意混溶	
苯胺		6.89	184	1.022	3.38%	4.76%
苯酚		9.78	182	1.071	8.66%	28.72%
1,1-二氯乙烷	CH_3CHCl_2	10	57	1.176	5.03%	<0.2%
1,2-二氯乙烷	$ClCH_2CH_2Cl$	10.4	84	1.257	0.81%	0.15%
吡啶		12.3	115	0.982	任意混溶	
异丁醇	$(CH_3)_2CHCH_2OH$		1.08	0.803	4.76%	
叔丁醇	$(CH_3)_2OH$	12.47	82	0.789	任意混溶	

溶剂名称与结构		介电常数	沸点/℃	比重（20 ℃）	溶解度(20~25 ℃)	
名称	结构				溶剂在水中	水在溶剂中
正戊醇	$C_5H_{11}OH$	13.9	138	0.815	2.19%	7.41%
异戊醇		14.7	132	0.813(D15)	2.67%	9.61%
仲丁醇	$CH_3CHOC_2H_5$	16.56	100	0.806	12.5%	44.1%
正丁醇	$CH_3(CH_2)_3OH$	17.5	118	0.817	7.45%	20.5%
异丙醇	$(CH_3)_3CHOH$	19.92	82	0.786	任意混溶	
正丙醇	$CH_3(CH_3)_3OH$	20.3	97	0.804	任意混溶	
醋酐	$(CH_3CO_2)_2OH$	20.7	139	1.083	缓慢溶解生成醋酸	
丙酮	CH_3COCH_3	20.7	56	0.791	任意混溶	
乙醇	C_2H_5OH	24.6	78	0.791	任意混溶	
甲醇	CH_3OH	32.7	65	0.792	任意混溶	

附录 2

常用酸碱溶液的比重及配制方法

一、常用酸溶液

名称 （分子式）	比重 /d	含量/% （w/w）	近似当量浓度	配制溶液的浓度				配制方法
				6 N	2N	1N	0.5N	
				配制 1 L 溶液所需毫升数				
盐酸（HCl）	1.18～1.19	36～38	12	500	167	83	42	量取所需浓酸加水稀释至 1 L
硝酸（HNO₃）	1.39～1.40	65～68	15	381	128	64	32	同上
硫酸（H₂SO₄）	1.83～1.84	95～98	36	167	56	28	14	量取所需浓酸在不断搅拌下缓缓加入适量水中冷却后加水至 1 L
磷酸（H₃PO₄）	1.69	85	45	116	36	18	9	量取所需浓酸加水稀释至 1 L
冰乙酸 （CH₃COOH）	1.05	99.9	17	353	118	59	30	同上
高氯酸（HClO₄）	1.68	70	12	500	167	83	42	同上
氢氟酸（HF）	1.13	40	22.5	206	69	35	18	同上
氢溴酸（HBr）	1.49	47	9	667	222	111	56	同上

二、常用碱溶液

名称 （分子式）	所配溶液的浓度				配制方法
	6N	2N	1N	0.5N	
	配制 1 L 溶液所需克数（毫升数）				
氢氧化钠 （NaOH）	240	80	40	20	称取所需试剂,溶解于适量水中,不断搅拌,注意溶解时发热,冷却后用水稀释至 1 L
氢氧化钾 （KOH）	339	113	56.5	28	同上
氨水 （NH₄OH）	(400)	(134)	(77)	(39)	量取所需浓氨水,加水配成 1 L （浓氨水比重 0.90～0.91,含 NH₃28.0%（w/w,%）近似当量浓度 15N）
氢氧化钡 [Ba(OH)₂·H₂O]	饱和溶液的浓度约 0.4 N 配制 0.1 N 溶液所需试剂为 17.78 g				配成饱和溶液,或称取适量固体加水配成一定体积
氢氧化钙 [Ca(OH)₂·H₂O]	饱和溶液浓度约为 0.04 N				配成饱和溶液

附录 3

常用试剂的配制

一、生物碱沉淀试剂

1. 碘化铋钾试剂 取 8 g 次硝酸铋溶于 17 mL 30% 硝酸(相对密度 1.18)中,搅拌下缓慢滴加碘化铋钾水溶液(碘化钾 27 g 溶于 20 mL 水中),静置过夜滤过,加蒸馏水稀释至 100 mL。

附:改良碘化铋钾试剂

甲液:取 0.85 g 次硝酸铋溶于 10 mL 冰醋酸中,加 40 mL 水。

乙液:取 8 g 碘化钾溶于 20 mL 水中。

将甲液和乙液等量混合,置棕色瓶中能保存较长时间,可作生物碱沉淀试剂用。如作色谱显色剂用,需取上述混合液 1 mL 与醋酸 2 mL、水 10 mL 按比例混合。

2. 碘化汞钾试剂 取 1.36 g 氯化汞和 5 g 碘化钾各溶于 20 mL 水中,将两液混合后再加水稀释至 100 mL。

3. 碘-碘化钾试剂 取 1 g 碘和 10 g 碘化钾,溶于 50 mL 水中,加热溶解,加 2 mL 醋酸,再加水稀释至 100 mL。

4. 苦味酸试剂 取 1 g 苦味酸溶于 100 mL 水中。

5. 硅钨酸试剂 取 5 g 硅钨酸溶于 100 mL 水中,用盐酸调 pH 至 2。

6. 磷钨酸试剂 取 20 g 钨酸钠、10 g 磷酸(相对密度为 1.13)与水混合后,加热煮沸 20 min,稍冷后加盐酸至酸性。

7. 鞣酸试剂 取 1 g 鞣酸,加 1 mL 乙醇,溶解后加水至 10 mL。

8. 硫氰化铬铵试剂 取雷氏铵盐 2 g 溶于 100 mL 蒸馏水。

二、苷类检出试剂

1. 糖的检出试剂

(1)斐林试剂

甲液:取 6.93 g 结晶硫酸铜,加水至 100 mL。

乙液:取 34.6 g 酒石酸钾钠及 10 g 氢氧化钠,加水至 100 mL。

使用时甲、乙两液等量混合。

（2）α-萘酚-浓硫酸试剂

甲液：取 1 g α-萘酚，加 95％乙醇至 10 mL。

乙液：浓硫酸。

使用时分别加入两液。

（3）氨性硝酸银试剂

取 1 g 硝酸银，加 20 mL 水溶解，小心滴加适量氨水，随加随搅拌，至开始产生的沉淀将近全部溶解为止，滤过即得。

（4）苯胺-邻苯二甲酸试剂

取 0.93 g 苯胺及 1.6 g 邻苯二甲酸，溶于 100 mL 水饱和的正丁醇中。

（5）α-去氧糖试剂

①三氯化铁-冰醋酸试剂

甲液：取 0.5 mL 1％三氯化铁水溶液，加冰醋酸至 100 mL。

乙液：浓硫酸。使用时分别加入两液。

②占吨氢醇冰醋酸试剂：取 10 mg 占吨氢醇溶于 100 mL 冰醋酸（含 1％盐酸）中。

2. 酚类检出试剂

（1）三氯化铁试剂

5％三氯化铁水溶液或乙醇溶液。

（2）三氯化铁-铁氰化钾试剂

甲液：2％三氯化铁水溶液。

乙液：1％铁氰化钾水溶液。

应用时甲、乙两溶液等量混合或分别滴加。

（3）香草醛-盐酸试剂

取 0.5 g 香草醛，溶于 50 mL 盐酸中。

（4）重氮化试剂

甲液：取 0.35 g 对硝基苯胺，溶于 5 mL 浓盐酸中，加水至 50 mL。

乙液：取 5 g 亚硝酸钠，加 50 mL 水溶解。

应同时取甲、乙两液等量在冰水浴中混合后备用。

本试剂由对硝基苯胺和亚硝酸钠在强酸性条件下经重氮化作用而成。由于重氮盐不稳定，故本试剂应在临用时配制。

（5）4-氨基安替比林-铁氰化钾试剂

甲液：2％4-氨基安替比林乙醇溶液。

乙液：8％铁氰化钾水溶液（或用 0.9％4-氨基安替比林和 5.4％铁氰化钾水溶液）。

应用时分别加入。

3. 黄酮类检出试剂

（1）盐酸-镁粉试剂

浓盐酸和镁粉。

（2）三氯化铝试剂

2％三氯化铝乙醇或甲醇溶液。

（3）碱式醋酸铅（或醋酸铅）试剂

饱和碱式醋酸铅（或饱和醋酸铅）水溶液。

（4）醋酸镁试剂

1%醋酸镁甲醇溶液。

（5）氢氧化钾试剂

10%氢氧化钾水溶液。

（6）锆-柠檬酸试剂

甲液：2%二氯氧锆甲醇溶液。

乙液：2%柠檬酸甲醇溶液。

应用时分别加入。

4. 蒽醌类检出试剂

氢氧化钾试剂、醋酸镁试剂、碱式醋酸铅试剂参见黄酮类检出试剂（5）、（4）、（3）。

5. 香豆素类及内酯类检出试剂

（1）异羟肟酸铁试剂

甲液：新鲜配制的 1 mol/L 羟胺盐酸盐的甲醇溶液。

乙液：1.1 mol/L 氢氧化钾甲醇溶液。

丙液：取 1 g 三氯化铁溶于 100 mL 1%盐酸中。

应用时甲、乙、丙三溶液按次序滴加，或甲、乙两溶液等量混合滴加后再加丙液。

（2）内酯环的开环-闭环试剂

甲液：1%氢氧化钠水溶液。

乙液：2%盐酸溶液。

（3）重氮化试剂

参见酚类检出试剂（4）。

（4）4-氨基安替比林-铁氰化钾试剂

参见酚类检出试剂（5）。进行 3、4 试验时，试样应先加 3%碳酸钠水溶液，加热处理后再分别滴加试剂。

（5）间硝基苯试剂

2%间硝基苯乙醇液。

6. 强心苷类检出试剂

（1）碱性 3,5-二硝基苯甲酸试剂

甲液：2% 3,5-二硝基苯甲酸甲醇溶液。

乙液：1 mol/L 氢氧化钾水溶液。

应用前甲、乙两液等量混合。

（2）碱性苦味酸试剂

甲液：1%苦味酸水溶液。

乙液：10%氢氧化钠水溶液。

应用前甲、乙两液以 9:1 混合。

（3）碱性亚硝酰铁氰化钠试剂

甲液：吡啶。

乙液:0.5%亚硝酰铁氰化钠水溶液。

丙液:10%氢氧化钠水溶液。

7. 皂苷类检出试剂

(1)溶血试验

2%血细胞生理盐水混悬液:取新鲜兔血(由心脏或耳静脉取血)适量,用洁净小毛刷迅速搅拌,除去纤维蛋白,用生理盐水反复离心洗涤至上清液无色后,量取沉降的红细胞,加入生理盐水配成2%混悬液,贮存于冰箱内备用(贮存期2~3天)。

(2)醋酐-浓硫酸试剂

甲液:醋酐。

乙液:浓硫酸。

8. 氰苷类检出试剂

(1)苦味酸钠试纸

取适当大小的滤纸条,浸入苦味酸饱和水溶液中,浸透后取出晾干,再浸入10%碳酸钠水溶液内,迅速取出,晾干即得。

(2)亚铁氰化铁(普鲁士蓝)试剂

甲液:10%氢氧化钾水溶液。

乙液:10%硫酸亚铁水溶液。

丙液:10%盐酸水溶液。

丁液:5%三氯化铁水溶液。

9. 甾体和三萜类检出试剂

(1)三氯化锑试剂

20%三氯化锑氯仿溶液。

(2)五氯化锑试剂

10%五氯化锑氯仿溶液,临用前新鲜配制。

(3)Legal 试剂

溶液 Ⅰ:0.2%亚硝酰铁氰化钾水溶液。

溶液 Ⅱ:10%氢氧化钾水溶液。

(4)Kedde 试剂

溶液 Ⅰ:2%3,5-二硝基苯甲酸乙醇溶液。

溶液 Ⅱ:10%氢氧化钾乙醇溶液。

(5)Baljet 试剂:将 9 mL 3.6%苦味酸醇溶液和 1 mL 3.61%氢氧化钠混匀,使用前配制。

三、鞣质

1. 氯化钠-明胶试剂 白明胶 1 g 溶于 50 mL 水中(600 ℃水浴中加热助溶),加入氯化钠10 g,完全溶解后,用蒸馏水稀释至 100 mL。

2. 醋酸铅试剂 饱和醋酸铅水溶液。

3. 咖啡碱等生物碱试剂 0.1%咖啡碱水溶液。

4. 三氯化铁-铁氰化钾试剂 参见酚类检出试剂。

四、氨基酸、蛋白质

1. 茚三酮试剂　将 0.3 g 茚三酮溶于 100 mL 正丁醇中，加入 3 mL 冰醋酸，混匀；或 0.2 g 茚三酮溶于 100 mL 乙醇中。喷雾后，于 110 ℃加热至显色。

2. 双缩脲试剂　将 10% 硫酸铜水溶液和 40% 氢氧化钠水溶液等量混合即得，临用前配制。

3. 吲哚醌试剂　1 g 吲哚醌溶于 100 mL 乙醇中，加冰乙酸 10 mL，混匀。

五、有机酸

1. 溴酚蓝指示剂　0.04% 溴酚蓝乙醇溶液，用 0.1N 氢氧化钠溶液调至微碱性。

2. 溴甲酚绿指示剂　0.04% 溴甲酚绿醇溶液，用 0.1N 氢氧化钠溶液调至蓝色刚出现。

六、通用显色剂

1. 碘蒸气　在一个密闭的玻璃缸内先放入碘，使缸内空气被碘蒸气饱和，将被检物的层析谱放入缸内数分钟显色。

2. 硫酸试剂　5% 硫酸乙醇溶液，喷雾后，于 110 ℃加热至显色。

3. 磷钼酸试剂　5%～10% 磷钼酸乙醇溶液，喷雾后，于 120 ℃加热至显色。

4. 重铬酸钾-硫酸试剂　5 g 重铬酸钾溶于 100 mL 10% 硫酸中，喷洒后，于 105 ℃加热至显色。

天然药物化学实验教学大纲

天然药物化学是一门实践性很强的学科,是药学的重要组成部分。实践教学着力于培养学生的动手能力,观察、分析和解决问题的能力,其任务是为学生从事天然药物化学成分提取、分离和检识等方面打下坚实的基础。

一、实验目的

1. 理论联系实际,验证理论,丰富学生的感性知识,巩固和扩充天然药物化学基本理论知识。

2. 熟悉天然药物化学实践的一般知识,熟练掌握天然药物化学的基本实践操作,培养学生的实践动手能力。

3. 学会常用天然药物化学实践装置的安装与操作。熟练掌握天然药物主要类型化学成分提取、分离和精制的操作技术,包括浸渍、渗漉、煎煮、回流、连续回流提取、液-液萃取、结晶、柱色谱等分离方法。

4. 学会利用各类化学成分的典型反应进行检识;学会利用薄层色谱法、纸色谱法初步检识天然药物化学成分。

5. 培养学生正确观察实践现象、准确测量和记录、正确分析和评价实践结果、科学表达实践结论、规范完成实践报告的能力。

6. 具有一定的利用天然药物化学基本知识解决实际问题的能力。

7. 以科学的态度和作风进行实践,掌握实验室常见问题的处理方法,逐步养成态度认真、实事求是、学风严谨的良好素质。

二、实验地点

天然药物化学实验室。

三、实验活动

1. 实验准备 仪器设备、药品试剂等。

2. 预习 阅读实验讲义,写出预习报告。

3. 实验指导 实验前讲解,实验过程中教师巡回指导。

4. 实验操作　规范操作并记录。

5. 分析　总结完成实验报告。

6. 评价　批阅实验报告并讲评。

四、实验内容与要求

| 序号 | 实验项目 | 实验内容 | 实验要求 | 实验用品 | | 学时 |
				仪器及材料	试药	
1	萃取、结晶法操作练习	(1)分液漏斗的使用	熟练掌握	分液漏斗、玻璃棒、铁环、铁架台、烧杯、锥形瓶	纯化水、三氯甲烷、偶氮染料	2
		(2)结晶法操作	熟练掌握	烧杯、玻璃棒、保温漏斗、滤纸、布氏漏斗、铁环、抽滤瓶、真空泵	样品混合物、结晶溶剂	2
2	薄层色谱测定氧化铝活度	(1)练习制板、点样、展开、显色、测量 (2)测定 (3)观察、记录	学会 熟练掌握 学会	玻璃板、推棒、毛细管、色谱槽	氧化铝、偶氮染料四氯化碳	2
3	槐米中芦丁的提取分离及检识	(1)芦丁的提取与纯化	熟练掌握	电炉、玻璃棒、锥形瓶、pH试纸、棉花	槐米、石灰水、4%硼砂水溶液、盐酸	2+2
		(2)芦丁的精制	熟练掌握	烧杯、玻璃棒、布氏漏斗、保温漏斗、滤纸、真空泵、铁环、抽滤瓶	乙醇、纯化水	2+2
		(3)芦丁的水解	熟练掌握	回流装置	稀硫酸、氢氧化钡	2+2
		(4)芦丁的检识	熟练掌握 学会	试管、点滴板、紫外灯、色谱滤纸、聚酰胺薄层板、硅胶薄层板	盐酸、三氯化铝、镁粉、三氯化铁、α-萘酚-浓硫酸、正丁醇、醋酸、乙醇、样品、标准品	2+2
4	大黄中游离蒽醌的提取分离及检识	(1)乙醇总提取物的制备	熟练掌握	圆底烧瓶、冷凝管、研钵、水浴锅	大黄粗粉、95%乙醇	2
		(2)总游离蒽醌的提取	熟练掌握	烧杯、三角瓶、表面皿	乙醚、三氯甲烷	
		(3)蒽醌单体的分离	熟练掌握	分液漏斗、pH试纸	5% KOH、5% NaOH、5% NaOH、盐酸	2

续表

序号	实验项目	实验内容	实验要求	实验用品		学时
				仪器及材料	试药	
4	大黄中游离蒽醌的提取分离及检识	(4)检识	熟练掌握	试管、色谱缸、薄层硅胶、新华色谱滤纸(20 cm×7 cm)、CMC-Na	苯-乙酸乙酯(8:2)、苯-甲苯(8:1)、甲苯氨、0.5%醋酸镁、1%大黄酸三氯甲烷液、1%大黄素三氯甲烷液、1%芦荟大黄素三氯甲烷溶液	2
5	秦皮中香豆素类成分的提取分离及检识	(1)提取分离	熟练掌握	回流提取器、分液漏斗、250 mL圆底烧瓶、冷凝管、水浴锅	秦皮粗粉、95%乙醇、三氯甲烷、乙酸乙酯、盐酸、甲醇	3
		(2)检识	熟练掌握	试管、毛细管、紫外灯、硅胶G薄层板、滤纸	氢氧化钠、三氯化铁、正丁醇、醋酸、甲酸、盐酸羟胺、三氯化铁-铁氰化钾液、2%七叶苷标准品溶液、2%七叶内酯标准溶液	2
6	黄柏中小檗碱的提取分离及检识	(1)提取	熟练掌握	托盘天平、烧杯、量筒、玻璃棒、电炉、玻璃漏斗	黄柏粗粉、0.3% H_2SO_4	2
		(2)精制	熟练掌握	布氏漏斗、pH试纸、抽滤瓶、温度计、水浴锅	石灰乳、氯化钠、盐酸	2
		(3)检识	熟练掌握	滴管、研钵、紫外灯、色谱缸、试管、试管架	氢氧化钠、硝酸、丙酮、乙醇、甲醇、乙酸、硅胶、盐酸小檗碱对照品、漂白粉	2
7	挥发油的提取分离与鉴定	(1)茴香脑的提取	熟练掌握	挥发油含量测定器、水蒸气蒸馏装置	八角茴香粗粉	2
		(2)茴香脑的分离	熟练掌握	色谱缸、试管、烧杯	乙酸乙酯、三氯化铁、石油醚	
		(3)检识	熟练掌握	硅胶G薄层板(8 cm×14 cm)、毛细管	2,4-二硝基苯肼试液、碱性高锰酸钾试液、香草醛-浓盐酸试液	
8	预试验	(1)制备供试液	学会		各药材粗粉	2
		(2)定性鉴别	学会		各鉴别试剂	
	综合操作技能实践考核		熟练掌握			2

五、说明

1. 实验项目 共列出八个实验项目,可结合具体实验条件选择进行。
2. 实验内容 主要为常见天然药物化学成分的提取分离、精制、鉴定检识等。
3. 实验要求 熟练掌握、学会等。
4. 实验用品 实验所用的仪器材料、药品、试剂等。
5. 实验考核 依据课程实验考试大纲进行。

天然药物化学实验技能测试与评价

序号	项目		技能测试标准	分值	扣分
1	药材粉末的称取(4分)		(1)选择量程适宜的天平; (2)调节平衡; (3)在两侧托盘各放质量相当的称量纸一张; (4)按左物右码的原则取放药材粉末和砝码; (5)用镊子夹取砝码,调节平衡; (6)待指针指示平衡时,取下药材粉末; (7)将药材置于容器中; (8)用镊子夹取砝码,放回盒内,将天平还原	4	任一项不符合要求扣0.5分
2	溶剂的量取(4分)		(1)左手拇指、食指和中指持量筒; (2)右手持容器; (3)容器口与量筒上缘接触,量筒稍倾斜; (4)缓慢倾倒乙醇溶液,使其沿量筒内壁缓慢流下; (5)视线与要求量取的刻度保持水平; (6)待接近要求刻度时,缓慢提升容器,量筒逐渐直立; (7)在容器口离开量筒前,在量筒上缘内侧旋动试剂瓶,使残留液滴落入量筒; (8)观察结果:与刻度相切则倒入装有药材粉末的容器中,不到刻度则酌情添加,过量则酌情倾出至废液缸中	4	任一项不符合要求扣0.5分
3	滤过(每项6分)	常压滤过	(1)将滤纸折叠4折后,置于漏斗中,滤纸边缘应低于漏斗边缘; (2)漏斗底端紧贴试管内壁; (3)将容器内溶液倾倒入漏斗中,进行过滤	6	任一项不符合要求扣2分

续表

序号	项目		技能测试标准	分值	扣分
3	滤过 (每项6分)	减压滤过	(1)布氏漏斗中铺圆形滤纸(一般铺两张为宜),使其紧贴于漏斗低壁; (2)抽滤前先用少量同一种重结晶溶剂将滤纸润湿,打开水泵将滤纸吸紧; (3)将容器中的液体和结晶倒入布氏漏斗中进行抽滤; (4)抽尽全部溶液后,可用少量滤液洗出黏附于容器壁上的结晶以减少损失; (5)停止抽气时,必须先将安全瓶上的活塞打开与大气相通,再关闭水泵; (6)最后取出结晶,置于洁净的表面皿上晾干,或在低于该结晶熔点的温度下烘干	6	任一项不符合要求扣1分
4	提取 (每项20分)	浸渍法	(1)取药材粗粉,置适宜容器中; (2)加入一定量的溶剂如水、酸水、碱水或稀醇等,密闭,时时搅拌或振摇; (3)在室温条件下浸渍1~2天或规定时间,使有效成分浸出; (4)滤过,用力压榨残渣,合并滤液,静置滤过即得	20	任一项不符合要求扣5分
		渗漉法	(1)将药材粉碎成粗粉; (2)根据药粉性质,用规定量的溶剂(一般每1 000 g药粉用600~800 mL溶剂)润湿,密闭放置15 min至6 h,使药粉充分膨胀; (3)取适量用相同溶剂湿润后的脱脂棉垫在渗漉筒底部,分次装入已润湿的药粉,每次装粉后用木槌均匀压平,力求松紧适宜,药粉装量一般以不超过渗漉筒体积的2/3为宜,药面上盖滤纸或纱布,再均匀覆盖一层清洁的细石块; (4)装筒完成后,打开渗漉筒下部的出口,缓缓加入适量溶剂,使药粉间隙中的空气受压由下口排出; (5)待气体排尽后,关闭出口,流出的渗漉液倒回筒内,继续加溶剂使保持高出药面浸渍; (6)浸渍一定时间(常为24~48 h),接着即可打开出口开始渗漉,控制流速,2015版《中国药典》规定一般以1 000 g药材每分钟流出1~3 mL为慢漉,3~5 mL为快漉,实验室常控制在每分钟2~5 mL,大量生产时,可调至每小时漉出液为渗漉器容积的1/48~1/24; (7)收集漉液:一般收集的渗漉液为药材质量的8~10倍,或以有效成分的鉴别试验决定是否渗漉完全,最后经浓缩后得到提取物	20	第1项不符合要求扣2分,第2—7项中任一项不符合要求扣3分

序号	项目		技能测试标准	分值	扣分
4	提取 （每项 20分）	煎煮法	（1）取药材饮片或粗粉置适当煎器（勿使用铁器）中，加水浸没药材； （2）加热煮沸，保持微沸，煎煮一定时间后（一般30min），滤取煎煮液； （3）药渣继续依法煎煮2～3次，合并煎煮液，浓缩即得	20	第1项不符合要求扣6分，第2、3项不符合要求扣7分
		回流 提取法	（1）将药材粗粉装入圆底烧瓶内，添加溶剂至盖过药面（一般至烧瓶容积1/2～2/3处）； （2）接冷凝管，通入冷却水，于水浴中加热回流一定时间； （3）滤出提取液，药渣再添加新溶剂回流2～3次，合并滤液； （4）回收有机溶剂后得浓缩提取液	20	任一项不符合要求扣5分
		连续回 流提取	（1）操作时先在圆底烧瓶内放入几粒沸石，以防暴沸； （2）然后将装好药材粉末的滤纸袋或筒放入提取器中，药粉高度应低于虹吸管顶部； （3）自冷凝管加溶剂入烧瓶内，水溶加热； （4）溶剂受热蒸发，遇冷后变为液体回滴入提取器中，接触药材开始进行浸提，待溶剂液面高于虹吸管上端时，在虹吸作用下，浸出液流入烧瓶，溶剂在烧瓶内因受热继续气化蒸发，如此不断反复循环4～10 h，至有效成分充分被浸出； （5）提取液回收有机溶剂即得。为了防止长时间受热，成分易被破坏，也可在提取1～2 h后更换新溶剂继续提取	20	任一项不符合要求扣4分
		超声 提取法	（1）将药材粉末置适宜容器内，加入定量溶剂； （2）置超声提取器内，选择适当超声频率提取一段时间（一般只需要数十分钟）后即得	20	违反一项扣10分
		水蒸气 蒸馏法	（1）将药材粉末置适宜容器内，加入定量溶剂； （2）加入水使药材充分浸润，体积不超过蒸馏瓶容积的1/3； （3）加热水蒸气发生器使水沸腾，产生水蒸气通入蒸馏瓶，药材中挥发性成分随水蒸气蒸馏被带出； （4）经冷凝后，收集于接收瓶中，若馏出液由浑浊变澄清透明，表示蒸馏基本完成，馏出物与水的分离可根据具体情况来决定	20	任一项不符合要求扣5分

续表

序号	项目		技能测试标准	分值	扣分
5	浓缩 (每项 16分)	常压 浓缩	(1)通过长颈漏斗加入待蒸馏的液体,或沿着面对支管的瓶颈壁小心地加入,必须防止液体从支管流出加入数粒止爆剂。然后安装温度剂,检查各仪器之间的连接是否紧密,有无漏气现象; (2)先向冷凝管中缓缓通入冷水,然后开始加热。加热时蒸汽的顶端到达温度计水银球部位时,温度计读数会急剧上升。这时应控制温度,调节蒸馏速度通常以每秒蒸出1~2滴为宜; (3)准备接收器,收集蒸馏液; (4)蒸馏完毕,应先停止加热,然后关闭水源,拆除仪器(程序和装配时相反)	16	任一项不符合要求扣4分
		减压浓缩(旋转蒸发仪)	(1)先将仪器的各部分接口连接固定; (2)圆底烧瓶内加入待蒸馏液,夹紧需用特制夹子固定的易滑脱位置,利用升降调节开关调整蒸馏瓶高度,保证充分受热; (3)通入冷凝水,然后打开循环水泵,关闭系统与水泵间的安全瓶活塞,当确认系统抽紧处于减压状态时,打开电源使蒸馏瓶旋转; (4)热源温度由待蒸溶剂在系统真空度下的沸点确定控制蒸馏速度,不能过快,避免蒸馏液冲出冒出; (5)蒸馏结束后,关闭电源,解除真空,拆下蒸馏瓶,关闭冷凝水,回收接收瓶中的溶剂	16	第1、5项不符合要求扣3.5分,第3、4项不符合要求扣3分
6	分离 (每项 20分)	萃取法	(1)选择一个大小适宜的分液漏斗,在活塞上涂好润滑脂,塞后旋转数圈,关好活塞,检查是否漏水; (2)装入待萃取物和溶剂,装入量约占分液漏斗体积的1/3,盖好塞子,倒转; (3)开启活塞,排气后关紧,开始轻轻振摇,每振摇几次后,注意打开活塞排气,如此重复数次,最后再剧烈振摇2~3 min,静置; (4)使两液分层,开启活塞使下层液放出,而上层液则从分液漏斗的上层倒出,以免污染,此为一次萃取;若要反复萃取数次,分液漏斗内保留上层或下层液需视实际情况而定	20	任一项不符合要求扣5分
		结晶法	(1)将已经过适当分离得到的较纯混合物置圆底烧瓶中,加入较需要量略少的适宜溶剂; (2)接冷凝管,水浴加热至微沸,若未完全溶解,可分次逐渐自冷凝管上端加入溶剂,直至欲结晶物质刚好完全溶解,制成近饱和溶液(注意判断是否存在不溶性杂质,以免误加过多溶剂);		

序号	项目		技能测试标准	分值	扣分
6	分离 （每项 20分）	结晶法	（3）制备好的热溶液须趁热滤过，除去不溶性杂质，注意避免在滤过过程中有结晶析出； （4）为获得纯度较高的结晶，宜逐渐降低温度，使结晶缓慢析出； （5）抽气滤过使结晶与溶液分离，滤纸上的结晶表面通常还吸附有母液，需用少量溶剂洗涤； （6）用红外灯烘干或用真空恒温干燥器干燥结晶	20	第2、3项不符合要求扣4分，其他项中任一项不符合要求扣3分
		沉淀法	（1）往提取液中加入适量酸水（或碱水），将欲分离成分处理成盐溶解于酸水（或碱水）中。再加入适量碱水（或酸水），使欲分离成分恢复原来的结构，形成沉淀析出； （2）往提取液中加入某些特定试剂或溶剂，使欲分离成分与试剂生成沉淀或因溶解度降低而沉淀析出； （3）将沉淀滤过，与杂质分离	20	第1、2项不符合要求扣7分，第3项不符合要求扣6分
		分馏法	（1）待分馏的试样放入圆底烧瓶中，加入沸石，安装装置，选择合适的热浴加热； （2）瓶内液体开始沸腾时，注意调节温度，使蒸汽缓慢升入分馏柱； （3）待低沸点组分蒸完后，再逐渐升温，如此进行操作使不同沸点的组分逐一分馏出来	20	第1项不符合要求扣8分，第2、3项不符合要求扣6分
		透析法	（1）将提取液置透析膜中，扎紧口，外面护以尼龙网袋，放入清水缸中； （2）不断更换缸内的水，增加膜内外浓度差，可搅拌或适当加温处理； （3）透析过程中，用定性反应对膜内药液有效成分或指标成分进行检查分析，判断透析是否完全	20	第1、2项不符合要求扣6分，第3项不符合要求扣8分
		柱色谱法	（1）选择合适的色谱柱，实验室常用的色谱柱的内径与柱长之比，常为1:20～1:15；难分离的试样可适当延长柱长； （2）一般湿法装柱是先将空色谱柱清洗干净，干燥后在色谱柱管底部铺一层脱脂棉，往柱中加入少量洗脱剂；然后将吸附剂与适量洗脱剂混合均匀、不断搅拌、排除气泡后，连续缓慢地倒入色谱柱内慢慢沉降，注意继续补充洗脱液保持流速，确保液打开色谱柱下端活塞，低速放出洗脱剂，使吸附剂时剂的表面，同时轻轻敲打柱壁，至吸附完全后，再使洗脱剂流动一段时间，始终保持洗脱液液面高出吸附剂表面（注意计算柱内所含洗脱剂的体积）；		

续表

序号	项目		技能测试标准	分值	扣分
6	分离 (每项 20分)	柱色 谱法	(3)湿法上样时对于易溶于洗脱剂的试样,可用洗脱剂溶解试样制成高浓度试样溶液,放出色谱柱内洗脱液至液面略高于吸附剂表面,然后沿柱壁轻轻注入试样液,注意不要使吸附剂表面受搅动,打开活塞,使试样液缓缓渗入吸附剂柱内(要求试样层尽量窄且平整)。最后,在上样后的吸附柱上铺一层滤纸和玻璃珠层(或其他重物),使洗脱过程中柱体顶端保持平整; (4)洗脱剂的选用一般参照薄层色谱帮助确定的色谱条件,同时注意用梯度洗脱的方法,逐渐提高洗脱能力,使成分得到分离; (5)洗脱液收集:洗脱后所得的各份洗脱液分别进行适当浓缩,经薄层色谱检测后,合并相同流分,回收溶剂,获得单体;若为混合物,可进一步分离纯化	20	任一项不符合要求扣4分
7	鉴定检识 (每项 12分)	薄层 色谱法	(1)用平铺法制备硬板时,将适量调制好的吸附剂倒在玻璃板上,用玻璃棒涂匀,轻敲玻璃板,使表面平坦光滑; (2)将涂铺完成后的薄层板放置水平台面自然干燥后,放置烘箱内加热活化。硅胶板一般在 100~105 ℃活化 30~60 min,保存备用; (3)用合适的溶剂溶解试样,用毛细管(定性分析)或微量注射器(定量分析)吸取试样溶液,于距离底边 1.0~1.5 cm 处点加试样,试样点直径应不大于 2~3 mm。可用红外灯或吹风机在点样后加热除去原点残留的溶剂; (4)将点样后的薄层板置密闭的色谱缸内,预饱和一定时间(约 30 min),使与缸内饱和的展开剂气体达到平衡后,将薄层板点有试样的一端浸入展开剂中约 0.5 cm 深处(注意勿使展开剂浸泡点样斑点),开始展开,待展开剂上行迁移到一定高度(一般距基线约 6~15 cm)时取出,将溶剂前沿画线标记,挥干展开剂; (5)通常采用在可见光或紫外光灯(波长 254 nm 或 365 nm)下或采用喷雾法将显色剂直接喷洒于板上的方法,观察色斑并确定其位置; (6)根据样品在薄层色谱上的斑点位置,计算比移值 R_f,分析结果	12	任一项不符合要求扣2分

续表

序号	项目		技能测试标准	分值	扣分
7	鉴定检识（每项12分）	纸色谱法	（1）取色谱滤纸一张，长 20～30 cm； （2）试样溶于适当溶剂中，用毛细管或微量注射器吸取鉴定试液，于距离底边 2.0 cm 处点样，试样点直径应不大于 5 mm，挥干； （3）一般纸色谱常用色谱圆缸或具盖的标本瓶等上行法展开； （4）将点样后色谱纸放置色谱缸内预饱和（展开剂水平面不应浸到色谱纸），使与缸饱和的展开剂达到平衡后，将色谱纸点有试样的一端浸入展开剂中展开，待展开剂上行迁移到一定高度时取出，将溶剂前沿画线标记，然后挥干展开剂； （5）展开结束后，先在日光或紫外灯光下观察有无颜色或荧光斑点，然后再根据所需检查成分喷洒相应的显色剂，标记其位置； （6）根据样品在纸色谱上的斑点位置，计算比移值 R_f，分析结果	12	任一项不符合要求扣 2 分
		生物碱检识反应	（1）按 3 中"溶剂的量取"的操作要求，分别量取滤液 1 mL，置于 3 支试管中； （2）第一支试管中滴加碘化铋钾试液 1～2 滴，显橘红色沉淀； （3）第二支试管中滴加碘化汞钾试液 1～2 滴，显淡黄色沉淀； （4）第三支试管中滴加碘碘化钾试液 1～2 滴，显红棕色沉淀	12	任一项不符合要求扣 3 分
		黄酮检识反应	（1）Molisch 反应：取样品溶液 α-萘酚浓硫酸试剂 1 mL，振摇后斜置试管，沿管壁滴加 0.5 mL 硫酸，静置，观察并记录液面交界处颜色变化； （2）盐酸镁粉反应：溶液分别置于两试管中，加入金属镁粉少许，盐酸 2～3 滴，观察并记录颜色变化； （3）三氯化铝反应：供试液滴于滤纸上，晾干。喷三氯化铝试剂，干燥后，斑点呈现鲜黄色，在紫外灯下观察斑点颜色； （4）氨熏反应：取供试液滴于滤纸片上，置氨气中熏片刻，观察斑点颜色，再于紫外灯下观察	12	任一项不符合要求扣 3 分
		蒽醌检识反应	（1）碱液试验：取 1 mL 供试液于试管中，加 10% 苛性碱试剂呈红色； （2）醋酸镁反应：取 1 mL 供试液于试管中，加数滴 1% 醋酸镁甲醇溶液，如溶液呈橙红色、紫色等颜色，表明可能含有蒽醌类	12	任一项不符合要求扣 6 分

续表

序号	项目		技能测试标准	分值	扣分
7	鉴定检识（每项12分）	鉴定香豆检识	(1)荧光:样品浸出液在紫外灯下发生了蓝色荧光,若加入氨水后,呈显著的黄色荧光; (2)异羟肟酸铁反应:取 1 N 的盐酸羟胺甲醇液 0.5 mL,置于小试管中,加香豆素数毫克振摇使其溶解,加 2 mol/L KOH 甲醇溶液,使溶液呈碱性,在水浴上加热煮沸 2 min,冷却后,加1%三氯化铁溶液 1~2 滴,然后滴加5%盐酸使溶液呈酸性,若有紫红色呈现表明含有香豆素或其他内酯化合物	12	任一项不符合要求扣6分
		皂苷类化合物检识	(1)醋酐浓硫酸反应:取 1 mL 供试液,置蒸发皿中水溶蒸干,加 1 mL 冰醋酸使残渣溶解,再加 1 mL 醋酐,然后加 1 滴醋酐,最后加 1 滴浓硫酸,如颜色由黄→红→紫→蓝→墨绿,表明含有甾体皂苷成分;如溶液最终呈现红或紫色,表明含有三萜类成分; (2)三氯乙酸反应:取供试液滴于滤纸上,滴三氯乙酸试剂,加热至60 ℃,产生红色,渐变为紫色,表明含甾体类成分;加热至100 ℃才显红色、红紫色,表明含有三萜类成分; (3)三氯甲烷浓硫酸反应:取 1 mL 供试液,置于蒸发皿中水浴蒸干,加 1 mL 三氯甲烷是残渣溶解,将三氯甲烷液转入试管中,加 1 mL 浓硫酸使其分层,如三氯甲烷层显红色或青色,硫酸层有绿色荧光,表明可能含有甾体成分或三萜类成分; (4)五氯化锑反应:试样与五氯化锑三氯甲烷液显蓝紫色	12	任一项不符合要求扣3分
		挥发油检识	(1)油斑试验:取供试液点于滤纸上,室温下挥去溶剂后,滤纸片上如留有油斑,表明可能含有油脂或挥发油,若稍经加热,油斑消失或减少,表明可能含有挥发油、萜类或甾醇; (2)香草醛浓硫酸反应:取供试液点于硅胶薄层色谱板上,挥去石油醚,喷洒香草醛浓硫酸,加热,如产生红、蓝、紫等颜色,表明可能含有挥发油、萜类和甾醇	12	任一项不符合要求扣3分

续表

序号	项目		技能测试标准	分值	扣分
7	鉴定检识（每项12分）	强心苷类化合物检识	（1）碱性苦味酸反应：取 1 mL 供试液于试管中,加数滴碱性苦味酸试剂,如溶液即刻或 15 min 内显红色或橙色,表明可能含有强心苷类; （2）间二硝基苯反应：取 1 mL 供试液于试管中,加数滴间二硝基苯试剂,摇匀后再加数滴 2% 氢氧化钠,如产生紫红色,表明可能含有强心苷类; （3）冰醋酸三氯化铁反应：取 1 mL 供试液于蒸发皿中,水浴上蒸干,残留物加 0.5 mL 冰醋酸三氯化铁试剂,溶解后置于试管内,沿管壁加入 1 mL 浓硫酸,分两层,如上层为蓝绿色,界面处为紫色或红色环,表明可能含有 2,6-二去氧糖强心苷类; （4）占吨氢醇反应：取 1 mL 供试液于蒸发皿中,水浴蒸干,加占吨氢醇试剂,置水浴上加热 2 min,如溶液显红色,表明可能含 2,6-二去氧糖强心苷类	12	任一项不符合要求扣 3 分
8	整理（3分）		（1）清洗实验仪器; （2）整理实验台	3	任一项不符合要求扣 1.5 分
9	综合评价（15分）		（1）仪表、着装、态度; （2）预习实训内容,完成预习报告; （3）实训用品的清点与整理; （4）80 min 内完成全部实训项目; （5）全程操作规范,实训记录完整	15	任一项不符合要求扣 3 分

一、考核内容

1. 回流法、连续回流法及水蒸气蒸馏法装置的仪器安装。
2. 常压滤过、减压滤过（抽滤）基本操作,分液漏斗萃取、挥发油提取基本操作。
3. 纸色谱和氧化铝或硅胶薄层色谱分离检识操作。
4. 常见主要化学成分类型的检识。

二、考核项目及评定标准

考核项目	评分标准	应得分	扣分	扣分理由
回流法	（1）着装整洁（衣、帽、鞋）,穿着规范（1分）; （2）选择仪器并进行清洗,说出各部件名称及用途（2分）; （3）安装顺序：自下而上安装并固定,冷凝水方向正确（3分）; （4）药材与溶剂的添加（1分）; （5）拆卸顺序正确,仪器归置有序（2分）; （6）整体质量：操作科学规范,装置正确、稳妥、严密、整齐、美观,台面整洁（1分）	10 分		

续表

考核项目	评分标准	应得分	扣分	扣分理由
连续回流法	(1)着装整洁(衣、帽、鞋),穿着规范(1分); (2)选择仪器并进行清洗,说出各部件名称及用途(2分); (3)安装顺序:自下而上安装并固定,冷凝水方向正确(3分); (4)滤纸筒折叠操作正确,滤纸筒高度、药材高度无误(1分); (5)拆卸顺序正确,仪器归置有序(2分); (6)整体质量:操作科学规范,装置正确、稳妥、严密、整齐、美观,台面整洁(1分)	10分		
水蒸气蒸馏法	(1)着装整洁(衣、帽、鞋),穿着规范(1分); (2)选择仪器并进行清洗,说出各部件名称及用途(2分); (3)安装顺序:"自下而上,由左到右"安装并固定,温度计水银位置正确,冷凝水方向正确(3分); (4)中断或拆卸顺序:打开三通管、移开热源,"自右到左,自上而下"拆除,仪器归置有序(3分); (5)整体质量:操作科学规范,装置正确、稳妥、严密、整齐、美观,台面整洁(1分)	10分		
常压滤过	(1)着装整洁(衣、帽、鞋),穿着规范(1分); (2)选择仪器并进行清洗,说出各部件名称及用途(2分); (3)安装一套滤过装置:圆锥形玻璃漏斗与接收器的位置(2分); (4)折叠菊花形滤纸,并正确放置于玻璃漏斗中,湿润(2分); (5)倾倒溶液的操作:容器的取放、玻璃棒的使用(2分); (6)整体质量:操作科学规范,装置正确、稳妥、整齐、美观,仪器清洗并归置有序,台面整洁(1分)	10分		
减压滤过	(1)着装整洁(衣、帽、鞋),穿着规范(1分); (2)选择仪器并进行清洗,说出仪器名称和用途,抽滤的优点(2分); (3)安装一套滤过装置:布氏漏斗与吸滤瓶的位置,所用滤纸大小,减压设备的连接(3分); (4)倾倒待分离物质的顺序和操作,停止抽滤时的顺序(3分); (5)整体质量:操作科学规范,装置正确、稳妥、严密、整齐、美观,仪器清洗并归置有序,台面整洁(1分)	10分		
萃取——分液漏斗的使用	(1)着装整洁(衣、帽、鞋),穿着规范(1分); (2)检漏:清洗分液漏斗、活塞涂凡士林的方法正确(2分); (3)排气:分液漏斗的振摇方法正确并能开启活塞排气、注意安全(2分); (4)静置分层:两相溶剂萃取装置,静置分层(要求与大气相通),接收容器与分液漏斗的位置正确(2分); (5)分液:知道上、下层;能够做到下层液放出、上层液倒出(2分); (6)整体质量:操作科学规范,装置正确、稳妥、严密,仪器清洗并归置有序,台面整洁(1分)	10分		

考核项目	评分标准	应得分	扣分	扣分理由
挥发油提取器的使用	(1)着装整洁(衣、帽、鞋),穿着规范(1分); (2)选择仪器并进行清洗,说出各部件名称及用途(2分); (3)安装一套挥发油提取装置(重油型或轻油型),安装顺序正确(2分); (4)分油操作:知道上、下层,接收容器与挥发油测定器的位置(3分); (5)拆卸顺序正确,仪器清洗并归置有序(1分); (6)整体质量:操作科学规范,装置正确、稳妥、严密、台面整洁(1分)	10分		
薄层色谱	(1)着装整洁(衣、帽、鞋),穿着规范(1分); (2)说出薄层色谱的具体操作步骤(1分); (3)制备薄层板,要求薄板表面均匀、平整、光滑、无麻点、无气泡、无破损及污染(2分); (4)基线的确定,点样位置大、小适中,操作正确,展开后前沿定位准确(1分); (5)选择正确的显色方法及操作,各斑点定位准确,R_f 值计算正确(2分); (6)能较准确地绘制色谱图(2分); (7)整体质量:操作科学规范,台面整洁,仪器清洗并归置有序(1分)	10分		
纸色谱	(1)着装整洁(衣、帽、鞋),穿着规范(1分); (2)说出纸色谱的具体操作步骤(1分); (3)滤纸的准备:根据色谱用具选择大小适宜滤纸,要求保持其平、净、齐(2分); (4)基线的确定,点样位置大、小适中,操作正确,展开后前沿定位准确(1分); (5)选择正确的显色方法及操作,各斑点定位准确,R_f 值计算正确(2分); (6)能较准确地绘制色谱图(2分); (7)整体质量:操作科学规范,台面整洁,仪器清洗并归置有序(1分)	10分		
化学检识反应	(1)着装整洁(衣、帽、鞋),穿着规范(1分); (2)选择仪器并进行清洗,说出被测化学成分检识反应的原理(3分); (3)所需试剂的取用及操作步骤正确(3分); (4)原始记录完整,结果判断正确(2分); (5)整体质量:操作科学规范,台面整洁,仪器清洗并归置有序(1分)	10分		

三、说明

1. 考核项目共计十项,其中"化学检识反应"项为每人(组)必选内容,另外九项中任选一项,即每人(组)实践考核内容为两项。考核时由学生抽签决定考核内容。

2. 化学检识反应主要在试管中进行,所选用的供试品均为典型的已知化学成分,品种不少于3种。可选择前实践中做过的产品或含有已知成分的药材提取液(物)为供试品。考核时注意操作规范,如试管夹的位置、加热的方法、液体量的多少、管口的朝向、振摇的方法、试剂的取用及滴加等。

3. 实践原理、仪器名称和用途、操作步骤(要点)等可采用口述或笔答等方式。

4. 实践考核结束后,要在预习报告的基础上完成实践考核报告,并按要求整理实践用品及实验室环境。指导教师当场评分。

5. 本实践考核成绩可逐步纳入期末考试成绩中计算。实践考核成绩占40%(其中预习报告 5 分,两项实践考核 20 分,实践报告 10 分,学生能运用所学知识解决和处理考核中出现的特殊情况可适当加 5 分)。

附录 6

实验仪器清单

名称	规格	数量	名称	规格	数量
烧杯	2 000 mL	1个	三角烧瓶	150 mL	2个
烧杯	1 000 mL	1个	蒸发皿	100 mL	1个
烧杯	500 mL	1个	表面皿	Φ60 mm	1个
烧杯	100 mL	1个	层析槽		1套
圆底烧瓶	2 000 mL	1个	研钵		1套
圆底烧瓶	2 000 mL	1个	试管		6个
抽滤瓶	1 000 mL	1个	双塞管	19-29#	2个
抽滤瓶	500 mL	1个	尾接管	19-29#	1个
抽滤瓶	250 mL	1个	蒸馏头	19-29#	1个
分液漏斗	500 mL	1个	烧瓶夹		2个
布氏漏斗	Φ120 mm	1个	双顶丝		2个
布氏漏斗	Φ60 mm	1个	抽滤垫		1个
布氏漏斗	Φ40 mm	1个	试管架		1个
玻璃漏斗	Φ100 mm	1个	铁环		2个
量筒	100 mL	1个			
量筒	10 mL	1个			

参考文献

［1］国家药典委员会.中华人民共和国药典:一部［M］.北京:中国医药科技出版社,2020.

［2］吴立军.天然药物化学［M］.6版.北京:人民卫生出版社,2011.

［3］吴剑峰.天然药物化学［M］.3版.北京:人民卫生出版社,2018.

［4］杨红.中药化学实用技术［M］.3版.北京:人民卫生出版社,2018.

［5］匡海学.中药化学［M］.北京:中国中医药出版社,2005.

［6］王天玲.天然药物化学［M］.2版.北京:人民卫生出版社,2008.

实验报告

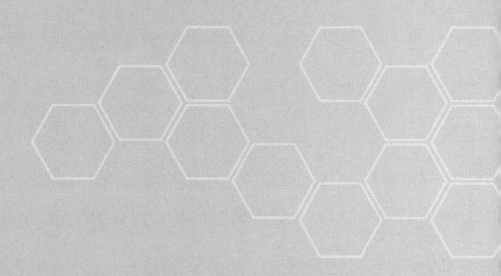

实验 1 薄层色谱(TLC)

专业 _____ 班级 _____ 学号 _____ 姓名 _____

组号 _____ 实验合作者 _____ 实验时间 _____

一、实验目的

二、实验原理

三、实验过程与结果分析

1. 色谱条件

固定相:

样品:

移动相:

2. 操作

3. 结果分析

图谱:

结果(根据测量结果计算 R_f 值,查表对照):

四、实验小结与讨论(综合分析、得出结论,讨论成功与失败、问题与不足、意见与建议或改进措施等)

五、思考题

报 告 人＿＿＿＿＿＿＿＿＿＿

报告时间＿＿＿＿＿＿＿＿＿＿

六、教师评语及成绩

教师签名＿＿＿＿＿＿＿＿＿＿　　　年　　月　　日

实验2　槐米中芦丁的提取分离和检识

专业 ＿＿＿＿＿＿＿＿　班级 ＿＿＿＿＿＿＿　学号 ＿＿＿＿＿＿＿＿　姓名 ＿＿＿＿＿＿＿＿

组号 ＿＿＿＿＿＿＿＿＿　实验合作者 ＿＿＿＿＿＿＿＿＿＿＿　实验时间 ＿＿＿＿＿＿＿＿

一、实验目的

二、实验原理

三、实验过程与结果分析

1. 芦丁的提取分离和水解（操作流程、流程分析、实验现象、现象分析、产率计算、问题讨论等）

（1）芦丁的提取分离（煎煮法、沉淀法）

（2）芦丁的精制（结晶法）

（3）芦丁的水解（稀酸水解）

2. 芦丁、槲皮素的化学检识及结果分析

（1）制备样品溶液

芦丁乙醇液：

槲皮素乙醇液：

（2）化学检识

化学检识	试剂	操作	现象	结果与分析

3. 糖的纸色谱检识及结果分析

（1）条件选择

色谱材料：

固定相：

样品：

展开剂：

显色剂：

（2）操作

（3）结果分析

图谱：

结果（包括斑点描述、测量结果、计算结果、图谱等）：

四、实验小结与讨论(综合分析、得出结论,讨论成功与失败、问题与不足、意见与建议或改进措施等)

五、思考题

报 告 人＿＿＿＿＿＿＿＿＿＿＿＿

报告时间＿＿＿＿＿＿＿＿＿＿＿＿

六、教师评语及成绩

教师签名＿＿＿＿＿＿＿＿＿＿＿＿　　　　年　　　月　　　日

实验3　黄芩中黄芩苷的提取分离和检识

专业 ＿＿＿＿＿＿＿　班级 ＿＿＿＿＿＿＿　学号 ＿＿＿＿＿＿＿　姓名 ＿＿＿＿＿＿＿
组号 ＿＿＿＿＿＿＿　实验合作者 ＿＿＿＿＿＿＿＿＿　实验时间 ＿＿＿＿＿＿＿

一、实验目的

二、实验原理

三、实验过程与结果分析

1. 黄芩苷的提取分离和水解（操作流程、流程分析、实验现象、现象分析、产率计算、问题讨论等）

2. 黄芩苷、黄芩素的化学检识及结果分析

化学检识	操作	现象	结果与分析

3. 黄芩苷、黄芩素的色谱检识及结果分析

（1）条件选择

色谱材料：

样品：

展开剂：

显色剂：

（2）操作

（3）结果分析

图谱：

结果（包括斑点描述、测量结果、计算结果、图谱等）：

4.糖的色谱检识及结果分析

（1）条件选择

色谱材料：

样品：

展开剂：

显色剂：

（2）操作

（3）结果分析

图谱：

结果（包括斑点描述、测量结果、计算结果、图谱等）：

四、实验小结与讨论(综合分析、得出结论,讨论成功与失败、问题与不足、意见与建议或改进措施等)

五、思考题

报 告 人＿＿＿＿＿＿＿＿＿＿＿

报告时间＿＿＿＿＿＿＿＿＿＿＿

六、教师评语及成绩

教师签名＿＿＿＿＿＿＿＿＿＿＿　　　　年　　月　　日

实验4 虎杖中蒽醌类化合物的提取分离和检识

专业 _____ 班级 _____ 学号 _____ 姓名 _____

组号 _____ 实验合作者 _____ 实验时间 _____

一、实验目的

二、实验原理

三、实验过程与结果分析

1. 提取分离(操作流程、流程分析、实验现象、现象分析、产率计算、问题讨论等)

2. 化学检识及结果分析

化学检识	操作	现象	结果与分析

3. 薄层色谱检识及结果分析

（1）条件选择

色谱材料：

样品：

展开剂：

显色剂：

（2）操作

（3）结果分析

图谱：

结果（包括斑点描述、测量结果、计算结果、图谱等）：

四、实验小结与讨论(综合分析、得出结论,讨论成功与失败、问题与不足、意见与建议或改进措施等)

五、思考题

报 告 人＿＿＿＿＿＿＿＿＿＿＿＿

报告时间＿＿＿＿＿＿＿＿＿＿＿＿

六、教师评语及成绩

教师签名＿＿＿＿＿＿＿＿＿＿＿＿　　　　年　　月　　日

实验5　秦皮中七叶苷、七叶内酯的提取分离和检识

专业 ＿＿＿＿＿＿　班级 ＿＿＿＿＿＿　学号 ＿＿＿＿＿＿　姓名 ＿＿＿＿＿＿

组号 ＿＿＿＿＿＿　实验合作者 ＿＿＿＿＿＿＿＿＿　实验时间 ＿＿＿＿＿＿

一、实验目的

二、实验原理

三、实验过程与结果分析

1. 提取分离(操作流程、流程分析、实验现象、现象分析、产率计算、问题讨论等)

2. 化学检识及结果分析

化学检识	操作	现象	结果与分析

3. 薄层色谱检识及结果分析

（1）条件选择

色谱材料：

样品：

展开剂：

显色剂：

（2）操作

（3）结果分析

图谱：

结果（包括斑点描述、测量结果、计算结果、图谱等）：

四、实验小结与讨论(综合分析、得出结论,讨论成功与失败、问题与不足、意见与建议或改进措施等)

五、思考题

报告 人_____

报告时间_____

六、教师评语及成绩

教师签名_____ 年 月 日

实验6　甘草中甘草酸的提取分离和检识

专业 ＿＿＿＿＿＿＿　班级 ＿＿＿＿＿＿＿　学号 ＿＿＿＿＿＿＿　姓名 ＿＿＿＿＿＿＿

组号 ＿＿＿＿＿＿＿　实验合作者 ＿＿＿＿＿＿＿＿＿＿＿　实验时间 ＿＿＿＿＿＿＿

一、实验目的

二、实验原理

三、实验过程与结果分析

1. 甘草酸的提取分离（操作流程、流程分析、实验现象、现象分析、产率计算、问题讨论等）

2. 甘草酸的化学检识及结果分析

化学检识	操作	现象	结果与分析

3. 甘草酸的色谱检识及结果分析

（1）条件选择

色谱材料：

样品：

展开剂：

显色剂：

（2）操作

（3）结果分析

图谱：

结果（包括斑点描述、测量结果、计算结果、图谱等）：

四、实验小结与讨论(综合分析、得出结论,讨论成功与失败、问题与不足、意见与建议或改进措施等)

五、思考题

报告人＿＿＿＿＿＿＿＿＿＿＿＿＿

报告时间＿＿＿＿＿＿＿＿＿＿＿

六、教师评语及成绩

教师签名＿＿＿＿＿＿＿＿＿＿＿＿＿　　　年　　月　　日

实验7　黄柏中盐酸小檗碱的提取分离和检识

专业 _____ 班级 _____ 学号 _____ 姓名 _____
组号 _____ 实验合作者 _____ 实验时间 _____

一、实验目的

二、实验原理

三、实验过程与结果分析

1. 盐酸小檗碱的提取分离和水解(操作流程、流程分析、实验现象、现象分析、产率计算、问题讨论等)

2. 定性反应及结果分析

化学检识	操作	现象	结果与分析

3. 盐酸小檗碱的纸色谱检识及结果分析

(1)条件选择

色谱材料：

样品：

展开剂：

显色剂：

(2)操作

(3)结果分析

图谱：

结果(包括斑点描述、测量结果、计算结果、图谱等)：

四、实验小结与讨论(综合分析、得出结论,讨论成功与失败、问题与不足、意见与建议或改进措施等)

五、思考题

报 告 人＿＿＿＿＿＿＿＿＿＿＿＿

报告时间＿＿＿＿＿＿＿＿＿＿＿＿

六、教师评语及成绩

教师签名＿＿＿＿＿＿＿＿＿＿＿＿＿＿　　　年　　月　　日

实验8　防己中生物碱的提取分离和检识

专业 ＿＿＿＿＿＿＿＿ 班级 ＿＿＿＿＿＿＿＿ 学号 ＿＿＿＿＿＿＿＿ 姓名 ＿＿＿＿＿＿＿＿
组号 ＿＿＿＿＿＿＿＿ 实验合作者 ＿＿＿＿＿＿＿＿＿＿＿＿ 实验时间 ＿＿＿＿＿＿＿＿

一、实验目的

二、实验原理

三、实验过程与结果分析

1.防己生物碱的提取分离（操作流程、流程分析、实验现象、现象分析、产率计算、问题讨论等）

（1）总生物碱的提取（回流法）

（2）亲脂性生物碱与水溶性生物碱的分离（萃取法）

（3）亲脂性生物碱中酚性碱与非酚性碱的分离（萃取法）

（4）非酚性碱中汉防己甲素和汉防己乙素的分离纯化（柱色谱分离）

（5）季铵型生物碱的分离纯化

2. 防己生物碱的定性反应及结果分析

化学检识	操作	现象	结果与分析
碘化铋钾试剂反应			
碘化汞钾试剂反应			
碘-碘化钾试剂反应			
苦味酸试剂反应			
硅钨酸试剂反应			

四、实验小结与讨论(综合分析、得出结论,讨论成功与失败、问题与不足、意见与建议或改进措施等)

五、思考题

报 告 人＿＿＿＿＿＿＿＿＿＿＿

报告时间＿＿＿＿＿＿＿＿＿＿＿

六、教师评语及成绩

教师签名＿＿＿＿＿＿＿＿＿＿＿　　　年　　月　　日

实验9　挥发油的提取和检识

专业 _____ 班级 _____ 学号 _____ 姓名 _____

组号 _____ 实验合作者 _____ 实验时间 _____

一、实验目的

二、实验原理

三、实验过程与结果分析

1. 挥发油的提取（操作流程、流程分析、实验现象、现象分析、产率计算、问题讨论等）

2. 挥发油的定性检查及结果分析

化学检识	操作	现象	结果与分析

四、实验小结与讨论（综合分析、得出结论，讨论成功与失败、问题与不足、意见与建议或改进措施等）

五、思考题

报 告 人＿＿＿＿＿＿＿＿＿＿＿＿

报告时间＿＿＿＿＿＿＿＿＿＿＿＿

六、教师评语及成绩

教师签名＿＿＿＿＿＿＿＿＿＿＿＿　　　年　　月　　日

实验 10　天然药物化学成分预试验实验报告

专业 ＿＿＿＿＿＿＿＿　班级 ＿＿＿＿＿＿＿＿　学号 ＿＿＿＿＿＿＿＿　姓名 ＿＿＿＿＿＿＿＿
组号 ＿＿＿＿＿＿＿＿　实验合作者 ＿＿＿＿＿＿＿＿＿＿＿＿　实验时间 ＿＿＿＿＿＿＿＿

一、实验目的

二、实验原理

三、实验过程与结果分析

（一）供试液的制备（操作流程、流程分析、实验现象、现象分析、产率计算、问题讨论等）
1. 水提取供试液的制备

2. 乙醇提取供试液的制备

3. 石油醚提取供试液的制备

（二）检识及结果分析

1. 水提取供试液检查

化学检识	操作	现象	结果与分析
①			
②			
③			
④			
⑤			
⑥			
⑦			
⑧			
⑨			
⑩			
⑪			

2. 醇提取供试液检查

化学检识	操作	现象	结果与分析
乙醇供试液 A			
①			
②			
③			
④			
⑤			
乙醇供试液 B1			
①			
②			
③			
④			
乙醇供试液 B2			
乙醇供试液 B3			
①			
②			
③			
④			
⑤			
⑥			
⑦			

3. 石油醚提取液检查

化学检识	操作	现象	结果与分析
①			
②			
③			

四、实验小结与讨论(综合分析、得出结论,讨论成功与失败、问题与不足、意见与建议或改进措施等)

五、思考题

报　告　人＿＿＿＿＿＿＿＿＿＿＿

报告时间＿＿＿＿＿＿＿＿＿＿＿

六、教师评语及成绩

教师签名＿＿＿＿＿＿＿＿＿＿　　　年　　月　　日